Martin Braun

Schmerzmanagement in der Pflege

Erhebung der Versorgungsqualität

Martin Braun

Schmerzmanagement in der Pflege

Erhebung der Versorgungsqualität

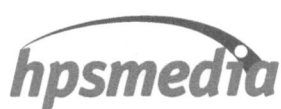

CIP-Kurztitelaufnahme der Deutschen Bibliothek: Martin Braun: Schmerzmanagement in der Pflege – Erhebung der Versorgungsqualität

Die Deutsche Bibliothek verzeichnet diese Publikation in der deutschen Nationalbiografie. Detaillierte bibliografische Angaben sind im Internet unter http://dnb.d-nb.de abrufbar.

1. Auflage 2011
hpsmedia, Hungen

hpsmedia
Reihe Pflegewissenschaft
An den Hafergärten 9
35410 Hungen
www.pflege-wissenschaft.info

Layout&Satz: *hpsmedia*
Herstellung und Druck:
Books on Demand GmbH, Norderstedt
ISBN 978-3-9814259-4-9

INHALT

ABKÜRZUNGSVERZEICHNIS

BQS   Bundesgeschäftsstelle Qualitätssicherung

DNQP   Deutsches Netzwerk für Qualitätsentwicklung in der Pflege

ISO   International Organization for Standardization

MDK   Medizinischer Dienst der Krankenversicherung

PASW   Predicitve Analytics Software

SPSS   Statistical Product and Service Solutions

„If you can't measure it, you can't improve it."
(The Center for Gerontology & Health Care Research 2005)

1

EINLEITENDE DARSTELLUNG DES THEMENFELDS

Leistungsorientierung, Wettbewerb und Qualitätsdruck sind im Gesundheitswesen relativ neue Phänomene. Aufgetreten im Zusammenhang mit Zwängen zur Kostensenkung und Effizienz, führen sie in den vergangenen Jahren verstärkt zur Auseinandersetzung mit Strategien der Kundenorientierung und zur Erhebung von Qualitätsdaten in den Kliniken.

Allerdings steht bei vergleichenden Qualitätsdarstellungen die – vor allem medizinische – Perspektive des Krankenhauses gegenüber der Erlebenswelt der PatientInnen im Vordergrund[1]. Dabei sind gerade „weiche" Themen, die sich nicht einer Diagnose oder Prozedur zuordnen lassen, von zentraler Bedeutung für die Behandlungsqualität aus Sicht des Patienten.

Eine herausragende Stellung nimmt in diesem Zusammenhang das Erleiden von Schmerzen ein. Der Anteil der PatientInnen im Krankenhaus, die Schmerzen haben, wird mit 50 bis über 80 Prozent angegeben (vgl. Mundipharma 2003; Maier et al. 2010: 611; Osterbrink et al. 2010: 1224). Zwischen 30 und 40 Prozent der PatientInnen haben Ruheschmerzen über 3/10 auf der Numerischen Ratingskala bzw. Maximalschmerzen über 6/10 (vgl. Maier 2005: 14). Dass sich jeder dritte Patient mit starken Schmerzen nicht mitteilt (vgl. ebd.: 2), muss auch darauf zurückgeführt werden, „… dass vor allen im konservativen Bereich in fast der Hälfte aller Fälle nicht ausreichend reagiert wird, wenn sich ein Patient wegen Schmerzen meldet. 45 Prozent der Patienten berichten über zu kurze [!], zu schwache oder gar unwirksame Medikamente, im operativen Bereich immerhin ein Drittel …" (ebd.: 12; vgl. Maier et al. 2010).

---

[1] Symptomatisch dafür ist etwa die recht einseitige Qualitätsauffassung der vom Gemeinsamen Bundesausschuss mit der externen vergleichenden Qualitätssicherung beauftragten BQS (vgl. Veit et al. 2007).

Die Pflege mit ihrer ganzheitlichen Sicht auf den Menschen kann entscheidend zu einer um Patientenerfahrungen erweiterten Outcome-Orientierung und damit zur Qualitätsentwicklung beitragen. Diese Perspektive soll im Folgenden eingenommen werden, indem Voraussetzungen für eine Datengrundlage geschaffen werden, anhand der sich fundierte Aussagen über die Ergebnisqualität des pflegerischen Schmerzmanagements treffen lassen.

2

FRAGESTELLUNG UND ZIELSETZUNG DER ARBEIT

Die *zentrale* Frage, die hier untersucht werden soll, lautet demnach:

Wie lässt sich die Ergebnisqualität der Pflege im Bereich Schmerzmanagement aus Patientensicht messen?

Zu diesem Zweck soll ein **Fragebogen** entwickelt werden.

Definition:

„Ein Fragebogen ist eine mehr oder weniger standardisierte Zusammenstellung von Fragen, die Personen zur Beantwortung vorgelegt werden mit dem Ziel, deren Antworten zur Überprüfung der den Fragen zugrundeliegenden theoretischen Konzepte und Zusammenhänge zu verwenden. Somit stellt ein Fragebogen das zentrale Verbindungsstück zwischen Theorie und Analyse dar." (Porst 2009: 14)

Da der Fragebogen im Rahmen der Studie in der Praxis angewandt werden soll, kann auch die *auf das konkrete Feld bezogene Forschungsfrage* beantwortet werden:

Welche Ergebnisqualität erzielt die Pflege im untersuchten Krankenhaus in Bezug auf das Schmerzmanagement?

Dies zusammengenommen, besteht die zu bearbeitende Aufgabe in der Erstellung und praktischen Prüfung eines aus einer geeigneten Anzahl von Indikatoren bestehenden *Qualitätsindex* (vgl. Kap. 6.4) „Ergebnisqualität im pflegerischen Schmerzmanagement".

Dabei soll ein **Indikator** hier verstanden werden als „… a statistical value that provides an indication of the condition or direction over time of an organization´s … achievement of a specified outcome." (Joint Commission on Accreditation of Healthcare Organizations 1993: 18 f.)

„… **Qualitätsindikatoren** sind … Maße, deren Ausprägungen eine Unterscheidung zwischen guter und schlechter Qualität von Strukturen, Prozessen und/oder Ergebnissen der Versorgung ermöglichen sollen. Dabei messen sie die Qualität nicht direkt, sondern sind Hilfsgrößen, welche die Qualität einer Einheit durch Zahlen bzw. Zahlenverhältnisse indirekt abbilden …" (Jäckel 2009: 2).

Im letzteren Fall der Zahlenverhältnisse wird von *Kennzahlen* gesprochen: „Indikatoren lassen sich in einer Kennzahl ausdrücken[,] indem das Auftreten des Indikators ... in Beziehung gesetzt wird mit einem anderen Tatbestand ...“ (Müller 2004: 43).

Mit der Entwicklung und Erhebung der Qualitätsindikatoren soll ein Beitrag zur *Qualitätsentwicklung* in der Pflege geleistet werden. Dazu gehört

- die Unterstützung und Profilierung eines Qualitätsbewusstseins der Akteure,

- die Schaffung von Voraussetzungen eines Benchmarkings, und

- die Bereitstellung von Möglichkeiten einer Außendarstellung der Pflegequalität (vgl. Reutlinger 2001: 93; Joint Commission on Accreditation of Healthcare Organizations 2003: 2).

3 QUALITÄT IN DER PFLEGE

Um die genannten Ziele verfolgen und erreichen zu können, bedarf es einer präzisen Vorstellung davon, was der *Qualitätsbegriff* beinhalten soll. Zunächst ist festzuhalten, dass es sich nicht um eine statische, absolute Größe handelt.

Gemäß der ISO ist **Qualität** der „... Grad, in dem ein Satz inhärenter Merkmale Anforderungen erfüllt." (Hallensleben, Hansen 2002: 24)

Worin diese Anforderungen bestehen, ist Ergebnis von Interaktionen der Handelnden. „... Heute sind Definitionen der Pflegequalität geprägt von den Erwartungen der Kostenträger und der Patientinnen und Patienten. Ökonomische Aspekte, die Effizienz der Pflege und die Zufriedenheit der Patienten gelten als Schlüsselindikatoren der Pflegequalität ..." (Reutlinger 2001: 86). Dies impliziert die besondere Relevanz von Indikatoren, die sich auf *Ergebnisse* beziehen, gegenüber solchen, die die beiden anderen Kategorien von (Pflege)Qualität, Strukturen und Prozesse (vgl. Donabedian 2005: 713), erfassen. Ergebnisindikatoren sind zu bevorzugen (vgl. Meißner o. J. [2006?]; Meissner et al. 2008: 865[2]), weil „... zur Beurteilung der Qualität pflegerischer Versorgung und kontinuierlichen erfolgreichen Weiterentwicklung der Pflegequalität vor allem die Ergebnisqualität und damit das Outcome i.S. Steuerung und Wirkung der pflegerischen Maßnahmen und Dienstleistungen überprüft werden muss ..." (Görres et al. 2008: 13).

---

[2] Zu Vor- und Nachteilen von Prozess- und Ergebnisindikatoren vgl. die Gegenüberstellung in Joint Commission on Accreditation of Healthcare Organizations 2003: 47.

3.1

ERGEBNISQUALITÄT

Daraus folgt im Umkehrschluss, dass Qualitätspotenziale nicht genutzt werden, wenn man sich, wie gegenwärtig, in den Kliniken vielfach wegen der besseren Zugänglichkeit auf Daten zur Struktur- und Prozessqualität beschränkt (vgl. Meissner et al. 2008: 865). Das Fehlen einer Instanz, die einrichtungsübergreifend Möglichkeiten einer umfassenden, pflegesensitiven Darstellung von Ergebnisqualität vorgibt, führt dazu, „… dass in Deutschland zurzeit nur wenig gesicherte wissenschaftliche Informationen zum tatsächlichen Stand der Pflegequalität vorliegen …" (Görres et al. 2008: 13; vgl. ebd.: 4; Görres 2007: 31).

Auch wenn „.. [t]he distinction between process and outcome is, to some extent, an abstraction …" (Donabedian 1969: 1834), wäre darüber hinaus das Verhältnis der verschiedenen Qualitätsdimensionen zu klären, denn bei Ergebnismessungen sind auch deren spezifische *Beschränkungen* in Rechnung zu stellen:

- Nicht oder nur begrenzt auskunftsfähige Personen – wie der bedeutende Anteil von demenziell Erkrankten – bleiben regelmäßig unberücksichtigt.

- Das Abhängigkeitsverhältnis des zu Pflegenden gegenüber den Pflegenden (vgl. Ruprecht 2003: 26) sowie Informationsdefizite führen zu Deckeneffekten, die sich in Bezug auf die Schmerzbehandlung darin äußern können, „… that patients report moderate to severe pain and relatively long delays in receiving pain medications yet, in most cases, are satisfied with their pain management …" (International Association for the Study of Pain 1994a: 7).

- Befragungsergebnisse zu spezifischen Themen sind in der Regel durch Erfahrungen der Betroffenen in anderen Bereichen beeinflusst, die sich kaum isolieren lassen.

Die Ergebnisqualität kann daher nicht alleiniges Kriterium sein; Struktur- und insbesondere Prozessparameter können als Indikatoren herangezogen werden, wenn dabei reflektiert wird, dass sie „… nur Surrogate sind und wiederholt daraufhin überprüft werden müssen, ob sie wirklich zu einer verbesserten Ergebnisqualität führen oder nicht …" (Meissner et al. 2008: 869).

3.2

QUALITÄTSINDIKATOREN

Aussagen über Qualitätsniveaus lassen sich nur treffen, wenn Vergleichsmöglichkeiten bestehen. Auf einzelne Kliniken bezogen, können Längsschnittuntersuchungen zwar Verbesserungs- oder Verschlechterungstendenzen zeigen, jedoch bleiben absolute Referenzbereiche willkürlich, wenn nicht in vergleichbaren Einrichtungen die entsprechenden Daten erhoben und die Resultate zueinander ins Verhältnis gesetzt werden. Hinzu kommt, dass die in der Praxis eingesetzten Instrumente häufig direkt nach der Zufriedenheit fragen, was zu unsystematischen Verzerrungen der Ergebnisse führt (vgl. Ruprecht 2003: 26 f.).

Die beiden einzigen gegenwärtig in diesem Sinne aussagekräftigen *Indikatoren zur Pflegequalität* in deutschen Krankenhäusern sind die BQS-Ergebnisindikatoren „Pflege: Dekubitusprophylaxe" und „Neu aufgetretene Dekubitalulzera Grad 4" (BQS Bundesgeschäftsstelle Qualitätssicherung 2009), wobei letzterer einen Ausschnitt aus dem ersteren darstellt. Diese Indikatoren sind nicht aus der Pflegewissenschaft entwickelt worden, sondern stehen im Kontext der ganz überwiegend medizinischen Qualitätsdarstellung in insgesamt 26 Leistungsbereichen mit 194 Indikatoren (vgl. Veit et al. 2007: 179).

Die BQS-Fachgruppe Pflege ist bestrebt, dieses Ungleichgewicht dadurch zu überwinden, „… dass in den nächsten Jahren weitere Qualitätsindikatoren, abgeleitet von den nationalen Expertenstandards …" (ebd.: 176) entwickelt werden – aus Sicht des für die Expertenstandards verantwortlichen DNQP eine der „… Herausforderungen, die vom DNQP beständig in die methodische und gesundheits- und pflegepolitische Debatte eingebracht werden, zurzeit aber noch einer Lösung harren …" (Deutsches Netzwerk für Qualitätsentwicklung in der Pflege 2007: 15).

Somit muss konstatiert werden, „... dass es derzeit keine pflegewissenschaftlich gesicherten Erkenntnisse über valide Indikatoren der Ergebnis- und Lebensqualität der pflegerischen Versorgung in Deutschland gibt" (GKV-Spitzenverband et al. 2008: 3; 2009: 3; vgl. Görres et al. 2008: 13). Dementsprechend enthalten die zwischen den Kostenträgern und den Leistungserbringern vereinbarten Qualitätskriterien in der stationären und der ambulanten Pflege (vgl. GKV-Spitzenverband et al. 2008a; 2009a) zum Thema Schmerzen lediglich für den stationären Bereich drei Prozessindikatoren (vgl. GKV-Spitzenverband et al. 2008a: 3 f.); in der Befragung der Bewohner bzw. Kunden werden Schmerzen nicht thematisiert (vgl. ebd.: 9 f.; GKV-Spitzenverband et al. 2009a: 7).

4

Schmerzmanagement als Indikatorfeld für Pflegequalität

Das Fehlen eines Instruments zur Ergebnismessung im Hinblick auf das pflegerische Schmerzmanagement wiegt umso schwerer, als die Qualität der Schmerzbehandlung – im Gegensatz zu anderen Bereichen wie etwa der Dekubitusprophylaxe – letztlich nur daran gemessen werden kann, wie der Patient sie erlebt (vgl. Osterbrink 2006: 8). Schmerz ist trotz aller Bemühungen um Objektivierung durch Skalen ein *Sinnes- und Gefühlserlebnis*.

Definition **Schmerz**:

> *„An unpleasant sensory and emotional experience associated with actual or potential tissue damage, or described in terms of such damage." (International Association for the Study of Pain 1994)*

Somit sind Schmerzen als ein komplexes, subjektiv geprägtes Phänomen zu betrachten. Da es sich um „... ein multifaktorielles Geschehen mit vielen Dimensionen" (Besendorfer 2009: 37) handelt, bedarf es eines *interprofessionellen* Schmerzmanagements, in welchem die Pflege aufgrund ihrer spezifischen Kompetenzen als Hauptakteurin auftreten kann.

4.1 Schmerz in der Pflege

Aufgrund ihrer ganzheitlichen Perspektive sowie der Nähe der Pflege zu den zu Pflegenden und der Häufigkeit der *Interaktionen* sind Pflegende dafür verantwortlich, „... das erforderliche Schmerzmanagement zu individualisieren, wie auch durch das frühzeitige Erkennen der Selbstpflegedefizite die Selbstpflegefähigkeiten günstig zu beeinflussen ..." (Osterbrink 2006: 10). Dabei ist das gesamte analytische Instrumentarium des *Pflegeprozesses* einzusetzen. „... Pflegende müssen erkennen, ob eine Schmerzlinderung eingeleitet werden muss, ob es notwendig ist, die Methoden zur Schmerzlinderung zu ändern, und sie bewerten auch die Auswirkungen der Schmerzlinderung zusammen mit dem Patienten und besprechen diese mit dem multidisziplinären Team." (Wagener-Floer 2001: 45) Weit über die Erbringung praktisch-organisatorischer Dienstleistungen hinaus haben Pflegefachkräfte integriert in die alltägliche Interaktion mit den Betroffenen spezifische Beratungs- und Schulungskompetenzen einzusetzen (vgl. Böhm et al. 2005: 25) und dadurch die Ressourcen der zu Pflegenden zu fördern – „... pain management means to help by coaching the patient to a point where he/she can feel control over the pain ..." (Boström 2003: 49). Dadurch erhält die erwähnte Nähe der Interaktionspartner eine eigene Qualität: „Die Schmerztherapie lebt von der Beziehung zwischen Patient und Pflegekraft ..." (Berufsfachschule für Krankenpflege am Bezirksklinikum Gabersee 2006: 653). Diese Beziehung ist von zentraler Bedeutung für den Behandlungserfolg, indem sie das Schmerzerleben des Patienten in den Mittelpunkt des Interesses rückt. „... The quality of the patient outcome depends immediately on the nursing interventions for pain management but also on the patient's ability and willingness to express and communicate his needs and wishes, the patient-nurse relation ..." (Boström 2003: 15). Je nach der Ausgestaltung dieser wechselseitigen Beziehung wird die Einschätzung der Behandlungsqualität seitens des Betroffenen ausfallen.

4.2

WERKZEUGE PFLEGERISCHEN SCHMERZMANAGEMENTS

Die Herangehensweise der Pflegenden an Schmerzen von PatientInnen kann dabei nicht von Voraussetzungen der jeweils Betreuenden in Bezug auf deren Wissen oder Motivation abhängig bleiben; die gegenwärtige „... Unterversorgung von Schmerzpatienten" (Jocham 2005: 372) verlangt nach einem systematischen und ganzheitlichen *Schmerzmanagement*. Bestehende Defizite (vgl. ebd.: 372 f.; Strohbücker et al. 2005: 40 f.; Maier 2005: 3) wie

- Unterdosierung von Analgetika, die neben anderem auf lückenhafte Dokumentation, zu niedrige Einschätzung der Schmerzintensität und Schnittstellenprobleme zurückzuführen ist;

- unregelmäßige Gabe von Medikamenten bzw. deren Verabreichung in falschen Zeitabständen;

- zurückhaltende Ausführung von Bedarfsanordnungen insbesondere bei PatientInnen, die den Bedarf nicht äußern können,

können nur mit Hilfe eines umfassenden Konzepts behoben werden, das sowohl Verfahrensanweisungen für konkrete organisatorische Abläufe enthält als auch durch Fortbildung und Schulung Voraussetzungen für eine professionelle Schmerzanamnese und die daraus abgeleitete Pflegeplanung sowie deren Umsetzung und Evaluation schafft. Mit dem *Expertenstandard Schmerzmanagement in der Pflege* steht seit 2005 eine Arbeitsgrundlage für die Pflege zur Verfügung, die es ihr erlaubt, auf Augenhöhe mit den übrigen Akteuren ihren Beitrag zu einer stimmigen und qualitativ hochwertigen Schmerzbehandlung zu leisten.

4.2.1

Expertenstandard

Der Expertenstandard Schmerzmanagement in der Pflege fasst kompakt die aus dem aktuellen Stand der Wissenschaft resultierenden Anforderungen an eine professionelle Pflege zusammen (vgl. Strohbücker et al. 2005), aufgeschlüsselt nach Struktur-, Prozess- und Ergebniskriterien für die thematischen Bereiche Schmerzerfassung, medikamentöse Schmerzbehandlung, schmerzmittelbedingte Nebenwirkungen, nicht-medikamentöse Schmerzlinderung sowie Beratung und Schulung (vgl. Böhm et al. 2005: 25). Damit sind für die Pflege die Voraussetzungen geschaffen, in gleichberechtigter oder sogar führender Rolle an der Implementierung eines interdisziplinären und interprofessionellen Schmerzmanagements mitzuwirken (vgl. Bohnet-Joschko et al. 2008: 8).

Darüber hinaus wird mit dem Verweis seitens der Leistungserbringer auf an Expertenstandards orientiertes Pflegehandeln auch einer interessierten Öffentlichkeit deutlich, „… dass sich Pflegewissenschaft und -praxis der Verpflichtung zur angemessenen Versorgung der Bevölkerung stellen …" (Moers, Schiemann 2004: 78).

4.2.2

QUALIFIZIERTE SCHMERZTHERAPIE

Nicht allein in der Pflege werden Anstrengungen in Richtung des Schmerzmanagements unternommen. Das interdisziplinäre Projekt *„Schmerzfreies Krankenhaus"* erarbeitete von 2003 bis 2007 mit 25 Kliniken die Grundlagen für ein multiprofessionelles Schmerzmanagement mit dem Ziel der Etablierung eines Qualitätszertifikats (vgl. Teigeler 2006; Mundipharma Vertriebsgesellschaft 2007). Der Begriff *„Qualifizierte Schmerztherapie"* ist ein Gütesiegel, das von den teilnehmenden Häusern im Rahmen eines Zertifizierungsverfahrens erworben werden kann. Um über das Projekt hinaus weitere Kliniken zu zertifizieren, wurde die Gesellschaft für Qualifizierte Schmerztherapie *Certkom e.V.* gegründet (vgl. Mundipharma 2008). Diese akkreditiert wiederum die Gesellschaft für schmerztherapeutische Zertifizierung *painCert GmbH*. Im Rahmen der Visitation wird eine umfassende Dokumentenanalyse und eine Patienten- sowie eine Mitarbeiterbefragung vorgenommen (vgl. Gesellschaft für Qualifizierte Schmerztherapie Certkom e.V. 2008: 4 ff.).

4.3

MÖGLICHKEITEN DER QUALITÄTSMESSUNG IM SCHMERZMANAGEMENT

Auch wenn die vorgestellten Schmerzmanagementkonzepte keine zum Zweck der vergleichenden Qualitätsmessung ausformulierten Indikatoren enthalten, bieten sie für ihren jeweiligen Kontext Erhebungsinstrumente, mit denen anhand von spezifischen Kriterien die Erreichung definierter Ziele überprüft werden kann. Damit stellt sich die Frage, inwieweit sie sich zur Ableitung von Ergebnisindikatoren eignen.

4.3.1

EXPERTENAUDIT

Die abschließende Veröffentlichung zum Expertenstandard Schmerzmanagement in der Pflege beinhaltet ein *Audit-Instrument*, das eine Dokumentenanalyse sowie eine Befragung von Pflegefachkräften und PatientInnen bzw. Angehörigen vorsieht (vgl. Moers et al. 2005: 114). Es enthält 13 Fragen, die sich ausweislich der Codes sämtlich auf die Ergebniskriterien des Expertenstandards beziehen. Im Begleittext wird der Anspruch formuliert, mit der Anwendung des Audits erhalte man „... Auskunft über die Erfüllung der Ergebniskriterien des Standards ..." (ebd.: 113). Daher sollen die Fragen hier im Einzelnen betrachtet werden, zunächst die im Rahmen der Dokumentenanalyse zu bearbeitenden:

„E1.1 Wurde zu Beginn der pflegerischen Versorgung erhoben, ob der Patient Schmerzen oder schmerzbedingte Probleme hat?" (ebd.: 114) – Hier wurde das Prozesskriterium P1 in Frageform umformuliert (vgl. Böhm et al. 2005: 25). Dasselbe gilt für

„E1.2 Wurde bei festgestellten Schmerzen eine systematische Schmerzersteinschätzung durchgeführt?" (Moers et al. 2005: 114) Das Ergebniskriterium dieser ersten Ebene des Standards wird erst in

„E1.3 Liegt eine aktuelle und systematische Verlaufskontrolle vor?" (ebd.) erfragt. Die Problematik wird dadurch verschärft, dass schon das Standardkriterium E1 „Eine aktuelle, systematische Schmerzeinschätzung und Verlaufskontrolle liegen vor" (Böhm et al. 2005: 25) kein Ergebnis im Sinne der klassischen Qualitätstrias vorgibt, sondern lediglich die Prozessanforderungen umformuliert. Um dies zu belegen ist es notwendig, eine definitorische Differenzierung von Prozess- und Ergebnis(indikatoren) vorzunehmen.

Definition **outcome**:

> *„That which results from performance (or nonperformance) of a function(s) process(es). An outcome represents the cumulative effect of one or more processes on a patient at a defined point in time, as in patient survival (or death) following a medical intervention."* (Joint Commission on Accreditation of Healthcare Organizations 1993: 260)

Definition **outcome indicator**:

> *„An indicator that measures what happens (or does not happen) to the patient after a function is performed (or not performed)."* (Joint Commission on Accreditation of Healthcare Organizations 1990: 112)

Definition **process**:

„A goal-directed, interrelated series of actions, events, mechanisms, or steps." (Joint Commission on Accreditation of Healthcare Organizations 1993: 263)

Definition **process indicator**:

„An indicator that measures an important discrete activity that contributes directly or indirectly to patient care; the best process indicators focus on processes that are closely linked to patient outcomes, meaning that a scientific basis exists for believing that the process, when provided effectively, will increase the probability of a desired outcome." (Joint Commission on Accreditation of Healthcare Organizations 1990: 113)

Eine Ergebnisformulierung würde somit nicht darauf abzielen, dass eine Schmerzeinschätzung vorliegt, sondern dass durch die Vornahme der Schmerzeinschätzung eine Zustandsverbesserung des Patienten erreicht ist.

„E2.1 Wurde spätestens bei Schmerzen von > 3/10 NRS unverzüglich eine medikamentöse Schmerzbehandlung angeboten?" (Moers et al. 2005: 114) – Auch diese Frage bezieht sich auf das entsprechende Prozesskriterium, hier P2 (vgl. Böhm et al. 2005: 25).

„E3 Wurden Maßnahmen zur Prophylaxe und/oder Behandlung von schmerzmittelbedingten Nebenwirkungen durchgeführt?" (Moers et al. 2005: 114) – Hier wird das Prozesskriterium P3 (vgl. Böhm et al. 2005: 25) als Frage formuliert.

„E5.1 Wurden Beratungen und/oder Schulungen zum Umgang mit Schmerzen angeboten?" (Moers et al. 2005: 114) – Diese Frage zielt auf das Ergebniskriterium E5 „Dem Patienten/Betroffenen sind gezielte Schulung und Beratung angeboten worden, um ihn zu befähigen, Schmerzen einzuschätzen, mitzuteilen und zu beeinflussen" (Böhm et al. 2005: 25), allerdings wird nicht nur darauf verzichtet, die im zweiten Teil des Satzes beanspruchte Wirkung zu überprüfen, sondern auch hier ist schon bei der Festlegung des Standardkriteriums auf eine echte Outcome-Formulierung verzichtet worden, denn diese müsste lauten: Der Patient/Betroffene ist durch gezielte Schulung und Beratung befähigt, Schmerzen einzuschätzen, mitzuteilen und zu beeinflussen.

Die patientenbezogene Personalbefragung enthält nur eine Frage, die sich wieder auf ein Prozesskriterium (P2, vgl. Böhm et al. 2005: 25) bezieht:

„E2.2 Konnten Sie die die geltende Verfahrensregel zum Schmerzmanagement umsetzen?" (Moers et al. 2005: 114)

Die letzten sechs Fragen werden den PatientInnen oder Angehörigen gestellt.

„E1.4 Wurden Sie regelmäßig nach Schmerzen und schmerzbedingten Problemen (z. B. Bewegungseinschränkungen) gefragt?" (Moers et al. 2005: 114) – Damit wird erneut nach Prozesskriterium P1 gefragt (vgl. Böhm et al. 2005: 25).

„E2.3 Wurde Ihnen bei angegebenen Schmerzen unverzüglich ein Schmerzmedikament angeboten?" (Moers et al. 2005: 114) – Diese Frage entspricht E2.1, wenn auch ohne den Bezug auf die Interventionsschwelle.

„E2.4 Waren Sie nach der Einnahme der Medikamente schmerzfrei oder waren die Schmerzen zumindest erträglich?" (ebd.) – Dies ist die erste tatsächliche Outcome-Frage, allerdings ist sie nicht pflegespezifisch, denn wenn Medikamente verabreicht werden, aber nicht zur ausreichenden Schmerzlinderung führen, betrifft dies zu einem erheblichen Teil den ärztlichen Verantwortungsbereich der Wirkstoff- und Dosisanpassung.

„E2.5 Sind Ihnen vor schmerzhaften Maßnahmen Schmerzmittel angeboten worden?" (ebd.) – Erneut wird hier nicht nach dem Ergebnis-, sondern nach dem Prozesskriterium P2 gefragt (vgl. Böhm et al. 2005: 25).

„E4 Wurden Ihnen nicht-medikamentöse Maßnahmen zur Schmerzlinderung angeboten?" (Moers et al. 2005: 114) – Auch hier wird zugunsten des Prozesskriteriums (P4, vgl. Böhm et al. 2005: 25) darauf verzichtet, das Ergebniskriterium „Die angewandten Maßnahmen haben sich positiv auf die Schmerzsituation und/oder die Eigenaktivität des Patienten/Betroffenen ausgewirkt" (ebd.) zu operationalisieren.

„E5.2 Sind Ihnen/Ihren Angehörigen Informationen zum Umgang mit Schmerzen angeboten worden?" – Hier gilt dasselbe wie oben zu E5.1 ausgeführt.

Zusammenfassend kann die proklamierte Ergebnisorientierung des Expertenaudits nicht bestätigt werden.

4.3.2

Certkom/painCert

Im Rahmen der Certkom-Zertifizierung (vgl. Kap. 4.2.2) werden neben 16 Struktur- und Prozesskriterien auch drei Ergebniskriterien mittels *Patientenbefragung* überprüft (vgl. Gesellschaft für Qualifizierte Schmerztherapie Certkom e.V. 2008: 10 f.)

- Therapieprozess: „Dies Kriterium bewertet die Verabreichung von Medikamenten (bei Patienten mit Schmerzen), die Verabreichung zusätzlicher Schmerzmedikamente bei starken Schmerzen (Ruheschmerz > NRS 3) und die Wartezeiten bis zu Hilfeleistungen bei Meldungen (< 15 min nach Meldung)." (ebd.: 10) Auch hier werden somit Prozessindikatoren als Ergebnisindikatoren deklariert.

- Therapieeffekt: „Das Kriterium bewertet die Wirkung der Analgetika, gemessen an der Schmerzintensität nach Verabreichung des Medikaments (Schmerzkontrolle je nach Applikationsform des Analgetikums)." (ebd.)

- Schmerzintensität: „Bewertet wird als Effektgröße aller therapeutischen Maßnahmen, inwieweit die von den in der Klinik behandelten Patienten wahrgenommenen Schmerzen bestimmte Grenzwerte für Ruhe-, Belastungs- und Maximalschmerz nicht überschreiten." (ebd.: 9)

Für die beiden letzteren Kriterien gilt ebenso wie für Frage E2.4 des Expertenaudits (vgl. Kap. 4.3.1), dass sie nicht pflegespezifisch und deshalb in unserem Zusammenhang nicht zu verwenden sind.

4.3.3 QUIPS

Mit dem interdisziplinären und interprofessionellen Benchmarking-Projekt QUIPS (Qualitätsverbesserung in der postoperativen Schmerztherapie) soll eine „... Verbesserung der Ergebnisqualität in der postoperativen Schmerztherapie durch eine standardisierte Erhebung weniger Qualitätsindikatoren, ihre Analyse und Rückmeldung an die beteiligten Kliniken ..." (Meißner et al. 2006: 95) erreicht werden. In einem standardisierten *Patientenfragebogen* wird nach

- erfolgter Aufklärung über Möglichkeiten der Schmerztherapie,
- Schmerzintensitäten,
- Beeinträchtigungen durch Schmerzen und
- Zufriedenheit mit der Schmerzbehandlung auf einer sechzehnstufigen Likertskala gefragt (vgl. St. Vincenz Krankenhaus Limburg o. Jg. [nach 2007]).

Auch hier wird nicht nach den Ergebnisbeiträgen der verschiedenen Professionen differenziert.

5

FORSCHUNGSFELD

Bei der untersuchten Klinik handelt es sich um ein Krankenhaus der Grund- und Regelversorgung mit 210 Betten. Der Schwerpunkt liegt in der Gefäßmedizin. Bettenführende Fachabteilungen sind Allgemein- sowie Gefäßchirurgie, Innere Medizin und Geriatrie.

Den Hintergrund der Untersuchung bildet die Implementierung der „Qualifizierten Schmerztherapie" (vgl. Kap. 4.2.2). Der Ausgangspunkt hierfür waren bestehender Defizite im Bereich Schmerzbehandlung, die im Rahmen der Patientenbefragung 2006 sowie der KTQ-Rezertifizierung 2007 thematisiert worden waren. Daraufhin wurde im Jahr 2008 ein interdisziplinäres Projektteam aus VertreterInnen des ärztlichen und pflegerischen Dienstes gebildet, das Anfang 2009 nach Beauftragung durch die Geschäftsführung seine Arbeit aufnahm. Parallel dazu wurde die Zusammenarbeit mit Certkom e.V. (vgl. Kap. 4.2.2) eingeleitet. Nachdem durch das Projektteam die wesentlichen Strukturen und Prozesse im Zusammenhang mit dem komplexen Thema Schmerzmanagement in Form von Verfahrensanweisungen (vgl. Anlagen 1; 2) geregelt und diese vom Lenkungsausschuss bestätigt worden waren, erfolgte von August bis Dezember 2009 die durch MultiplikatorInnen aus dem Projektteam sowie durch eine Serie von Fortbildungen begleitete Implementierung. Kernbestandteile des neuen Umgangs mit Schmerzen von PatientInnen sind

- die Einbeziehung der PatientInnen durch verstärkte Beratung und Information, zum Beispiel in Form eines Informationsfaltblatts;
- die systematisierte Schmerzerfassung mit Hilfe von Skalen;
- die zeitnahe und standardisierte Reaktion in Form von Analgetikagaben, und
- die aktive Evaluation des Erfolgs von schmerzlindernden Maßnahmen (vgl. Anlage 3).

Die Einbeziehung der Patientenperspektive setzt sich fort in der mit der vorliegenden Arbeit entworfenen und umgesetzten Befragung. Diese soll im untersuchten Krankenhaus auch dazu beitragen, vor der geplanten Certkom-Zertifizierung einzuschätzen, wie die Qualifizierte Schmerztherapie von den Betroffenen wahrgenommen wird.

6

Untersuchungsdesign

Die Untersuchung ist im Survey-Design (vgl. Schnell et al. 2005: 231), d.h. als Patientenbefragung (vgl. Kap. 6.1) konzipiert. Sie findet als Vollerhebung (vgl. Kap. 6.6) mittels eines hochstrukturierten Fragebogens (vgl. Kap. 6.3) statt. Entsprechend des auf das untersuchte Krankenhaus bezogenen Forschungsinteresses handelt es sich um eine deskriptive Querschnittstudie.

6.1

Methodenwahl: Patientenbefragung

Nachdem der Verfasser sich im Rahmen der begleitenden Evaluation bereits mit Indikatoren zur Prozessqualität im pflegerischen Schmerzmanagement befasst und sich dabei einer Dokumentenanalyse bedient hatte, ist an dieser Stelle die Ergebnisqualität von Interesse. Dabei stehen die Erfahrungen und das Erleben der AdressatInnen von Konzepten und deren Umsetzung im Mittelpunkt der Betrachtung; sie sind maßgeblich dafür, welche Outcomes aus Expertensicht als erfolgreich eingestuft werden können. Der Patient ist „... als teilnehmender Beobachter in der Lage, die Versorgungsqualität im Gesamtbild zu beurteilen und kann damit den Anstoß geben, Schwachstellen im System aufzudecken, zu analysieren und im Rahmen eines internen Qualitätsmanagements zu beseitigen ..." (KTQ 2000: 11).

Speziell im pflegerischen Umgang mit Schmerzen kann nur der Betroffene selbst beurteilen, inwieweit die professionelle Hilfe seine Bedürfnisse erfüllt hat (vgl. Idvall 2001: 17). Schmerz und die komplexen psychischen Begleitumstände sind nicht ausreichend intersubjektiv objektivierbar (vgl. McCaffery, Beebe 1989: 17), um unmittelbar materiell erfassbare Kennzahlen zu erheben – im Unterschied zu anderen Indikatoren der Ergebnisqualität wie etwa dem der BQS (vgl. Kap. 3.2), der auf Patientenäußerungen nicht angewiesen ist.

Da unsere Fragestellung in Zusammenhang mit der begleitenden Evaluation des Projekts Qualifizierte Schmerztherapie zu sehen ist, soll eine größere Anzahl von Betroffenen einbezogen werden können, wie sie mit einer hochstrukturierten, quantitativen Erhebung erfasst wird. Daher wird im Folgenden ein standardisierter Fragebogen zu entwickeln sein.

6.2

FRAGEBOGENENTWICKLUNG: FORMALE ASPEKTE

Auch wenn, wie im vorangegangenen Kapitel ausgeführt, die *Patientenperspektive* entscheidend ist, wäre eine direkte Erfragung der Zufriedenheit mit dem Schmerzmanagement nicht zielführend. PatientInnen sind über die Möglichkeiten einer modernen Schmerzbehandlung nicht vollständig informiert; vielfach halten sie Schmerzen für eine unvermeidbare Begleiterscheinung zum Beispiel von Operationen, oder sie versuchen eine Einnahme von Analgetika aus Angst vor Abhängigkeit oder Toleranzentwicklung zu vermeiden (vgl. Strohbücker et al. 2005: 88). Studien zeigen, dass „... [p]atients give high ratings of quality of PM [pain management] if their pain is severe, as long as the pain is not as severe as they expected. This suggests that patients give high ratings of quality, in part, for the wrong reasons ..." (Sukay et al. 2006: 2; vgl. ebenso Boström 2003: 44).

Diese im Kontext der – mit ausgeprägten Informationsdefiziten verbundenen – Patientenrolle verstärkte generelle Problematik von Beurteilungsfragen lässt sich durch die Art der Fragestellung minimieren. Empfohlen wird eine „.. ausgewogene Zusammenstellung von Aspekten der Patientenzufriedenheit und der Patientenerfahrung." (KTQ 2000: 24) Letztere wird durch *Reportfragen* erfasst. Diese sind „... von der persönlichen Beurteilung weitgehend unabhängig. Wie der Befragte die Situation oder das Ereignis subjektiv bewertet, beeinflusst sein Antwortverhalten kaum – er soll nur berichten, ob ein Ereignis eintrat oder nicht ..." (Ruprecht 2003: 29). Dass auf *Urteilsfragen* nicht völlig verzichtet werden sollte, liegt darin begründet, dass auch Reportfragen ihre spezifischen Nachteile haben. Diese bestehen im Wesentlichen darin, dass bei der Auswahl der Ereignisse, nach denen gefragt wird, „... die professionelle Sichtweise und das bestehende Leistungsangebot dominiert [!]. Zum anderen bleibt die gefühlsmäßige Bewertung des Patienten außen vor und die Bewertung der von den Patienten beschriebenen Situationen wird den Experten überlassen ..." (Zinn, Schena 1999: 4).

Neben der Art der Fragestellung sind unter formalen Gesichtspunkten die Antwortkategorien festzulegen. Die *verbalisierte Likertskala* (vgl. Wacker 2002) bietet gegenüber einer endpunktbenannten Skala den Vorteil, dass „... nicht jeder Befragungsperson selbst überlassen bleibt, wie sie die Skalenpunkte interpretieren will ..." (Porst 2009: 80). Sie wird bei den Fragen, die nicht von allen PatientInnen beantwortet werden können, durch die Kategorie „kann ich nicht beurteilen" ergänzt (vgl. Lang 2005: 96; Porst 2009: 82). Es handelt sich um eine Ordinalskala, jedoch kann für Auswertungszwecke Intervallskalenniveau unterstellt werden (vgl. Wacker 2002; Porst 2009: 73). Zur Vermeidung stereotypen Antwortverhaltens wird die Fragerichtung in einem ausgewogenen Verhältnis gemischt.

6.3

Fragebogenentwicklung: Inhaltliche Aspekte

Bevor der Fragebogen konkret formuliert werden kann, ist es notwendig festzulegen, welche einzelnen Indikatoren zum geplanten Index beitragen sollen, das heißt in unserem Fall, anhand welcher *Kriterien* sich die Ergebnisqualität im pflegerischen Schmerzmanagement erschließen lässt.

Eine Studie mit dem Ziel Faktoren zu identifizieren, die Patientenzufriedenheit mit der Pflegequalität determinieren (vgl. Ho et al. 2006: 14) kommt zu dem Ergebnis: „... The four domains of outcomes have been identified as technical competence, information giving, assurance and empathy ..." (ebd.: 15; vgl. ebd.: 19).

Dass die **Kompetenz** der Leistungserbringer einen zentralen Beitrag zur Erzielung von Ergebnisqualität liefert, ist unmittelbar ersichtlich, ebenso allerdings die Schwierigkeiten einer immer durch soziale Zuschreibungen überlagerten Kompetenzbeurteilung durch die LeistungsempfängerInnen. Hinzu kommt, dass sich in der Pflege Kompetenzen eher selten isoliert darstellen, sondern vielmehr als integrierter Bestandteil der alltäglichen Interaktion wahrzunehmen sind. Als Beispiel in Bezug auf die Kompetenz finden Beratungsgespräche in der Regel handlungsbegleitend und nicht als geplante und damit eindrücklichere Einzelgespräche statt (vgl. Abt-Zegelin 2009: 324). Daher scheint die fachliche Dimension der Kompetenz günstiger über eine Urteils- als über eine Reportfrage zu erschließen. Das von den Befragten einzuschätzende Item lautet:

Wenn ich Schmerzen habe, kann ich auf das Wissen und Können der Pflegenden vertrauen.

Darüber hinausgehend soll die soziale und persönliche Kompetenz in einem Report-Item thematisiert werden:

Die Pflegenden können meine Fragen zum Thema Schmerz beantworten.

Ein zweiter zentraler Indikator der Pflegequalität ist das beim Betroffenen erzielte Ergebnis. Darauf bezieht sich die „assurance" im Eingangszitat, die dem allgemeineren Konzept **Lebensqualität** zugeordnet werden kann. „Vor allem müssen die Lebensqualität und das Wohlbefinden der Betroffenen stärker in den Fokus genommen werden. Qualitätsmessung, die ausschließlich an der medizinisch – pflegerischen Seite ansetzt, kommt zu verkürzten Ergebnissen ..." (Görres et al. 2008: 19). Da das Sicherheitsgefühl als ein wesentlicher Bestandteil der Lebensqualität von PatientInnen angesehen werden kann, soll es über den Kontakt mit den Pflegenden beurteilt werden:

Die Pflegenden kommen zu selten zu mir, um nachzusehen, wie es mir geht.

Daneben gibt es einen ganz handgreiflichen Aspekt der Lebensqualität, nämlich die Bewältigung des alltäglichen Lebens. Diese kann mit Hilfe der Urteilsfrage eingeschätzt werden: „Die Pflegenden wissen zu wenig, wo ich [schmerzbedingt] Hilfe brauche" (Müller Staub 2000: 51). In unserem Fragebogen wird ereignisbezogen gefragt:

Es gibt Situationen, in denen ich durch meine Schmerzen mehr Hilfe von den Pflegenden bräuchte, als ich bekomme.

Die dritte von Ho et al. genannte Dimension von Outcomes, das „information giving", spielt – neben der Kompetenz der Pflegenden – im Expertenstandard als Bestandteil eines übergreifenden Konzepts der Befähigung eine zentrale Rolle (vgl. Böhm et al. 2005: 25; 35). Dabei ist die initiale **Information** über die Existenz eines Schmerzmanagements von grundlegender Bedeutung für den vom Patienten wahrgenommen eigenen Handlungsspielraum. Daher sollen die Befragten beurteilen:

Zu Beginn meines Aufenthalts wurde ich ausreichend darüber informiert, wie ich mich im Fall von Schmerzen verhalten sollte.

Im weiteren Aufenthalt wird für Schmerzpatienten die Einschätzbarkeit des Schmerzverlaufs und dessen Beeinflussbarkeit durch medikamentöse und nichtmedikamentöse Behandlungsmöglichkeiten zu einem bedeutenden Thema und die Information darüber zum zentralen Qualitätskriterium (vgl. Maier 2005: 15). Daraus lässt sich ein Report-Item ableiten:

Was die Pflegenden tun, wenn ich Schmerzen habe, ist für mich unberechenbar.

Der letzte bisher benannte Indikator „empathy" betrifft die Haltung der Pflegenden gegenüber den PatientInnen und damit den Aspekt der **Beziehung** (vgl. auch Kap. 4.1). Das Interesse am Patienten als Individuum, an dessen Schmerzsituation und deren jeweils subjektive Bedeutung ist eine Grundvoraussetzung des pflegerischen Schmerzmanagements. Fühlen sich die Betroffenen ernst genommen und verstanden oder eher übergangen und abgefertigt? Danach wird ereignisbezogen gefragt:

Es kommt vor, dass ich etwas sage und die Pflegerin/der Pfleger geht gar nicht darauf ein.

Ob auf Bedürfnisse der PatientInnen situationsgerecht eingegangen wird oder ihnen eher das Gefühl vermittelt wird, ein Störfaktor im Krankenhausbetrieb zu sein, zeigt sich auch daran, wie sie die Reaktion auf Hilfeersuchen erleben:

Wenn ich den Patientenruf betätige, wird mir freundlich geholfen.

Neben dem Beziehungsaspekt spielen bisher nicht berücksichtigte organisatorische Merkmale der Pflege eine Rolle. „...It is a common misconception to regard pain as a single, clear-cut entity when it is in contrast, usually a complex, highly individual experience made up of several parts ... Therefore patients' views of matters such as need of information, interpersonal and organisational aspects of care, and value of treatment will be essential to evaluate." (Boström 2003: 7) Von Bedeutung ist hier die Frage, ob die Qualität der Pflege von der einzelnen jeweils betreuenden Pflegekraft abhängig ist oder ob es eine gewisse Kontinuität gibt, die für ein tatsächliches Schmerzmanagement unerlässlich ist. Daher sollen die Befragten die **Organisation** beurteilen:

Die Pflegenden stimmen sich in ihrer Arbeit gut miteinander ab.

Über ein einheitliches Vorgehen innerhalb der Berufsgruppe der Pflege hinaus ist es erforderlich, dass ein interprofessioneller und interdisziplinärer Austausch stattfindet. Auf die maximale Transparenz und gegenseitige Information der am Schmerzmanagement Beteiligten als Merkmal der Pflegequalität zielt das zweite organisationsbezogene Item:

Es wäre hilfreich, wenn die Pflegenden über meine ganze Schmerzsituation besser informiert wären.

Diese Qualitätsindikatoren können einzeln erfasst und in einem Index zusammengefasst werden; je nach Anspruch an den Informationsgehalt können auch globale Ergebnisparameter hinzugezogen werden. „... Für die Indikatoren der Ergebnisqualität können Gesundheitsmaße, Zufriedenheitsmaße oder Funktionsindizes zu Hilfe genommen werden ..." (Geraedts, Selbmann 2000: 712). Solche globalen Maße sind allerdings (zusätzlich zur Problematik der Deckeneffekte, vgl. Kap. 3.1) in Zusammenhang mit unserer Fragestellung wenig geeignet, da sie nicht pflegespezifisch sind. Daher soll die abschließende Frage zur *Gesamtbewertung* der Zufriedenheit nicht in den Index zur Ergebnisqualität eingerechnet werden:

Stellen Sie sich vor, ein Verwandter von Ihnen muss sich einer schmerzhaften Behandlung unterziehen. Würden Sie ihm dieses Krankenhaus dazu empfehlen?

Dennoch soll auf diese Frage nicht verzichtet werden, da sie eine Gelegenheit bietet, ganz allgemein den Umgang mit Schmerzen zu bewerten – fehlt diese Möglichkeit, könnte dies die Motivation von PatientInnen reduzieren, die ihrem Unmut über nicht von der Pflege verantwortete Bereiche der Schmerzbehandlung Ausdruck verleihen möchten.

Darüber hinaus sollen die Befragten eine Chance haben, ihre Einschätzung des Schmerzmanagements und allfällige *Verbesserungswünsche* frei zu formulieren (vgl. KTQ 2000: 24):

Wenn Sie an die Betreuung der Pflegenden im Zusammenhang mit den Schmerzen der Patienten denken: Gibt es etwas, das sie anders oder besser machen könnten?

Um in der Auswertung nachvollziehen zu können, ob die Pflegequalität durch SchmerzpatientInnen anders beurteilt wird als durch PatientInnen mit keinen oder geringen Schmerzen, folgen den inhaltlichen Fragen solche, die sich auf die stärksten und die durchschnittlichen Schmerzen während des Krankenhausaufenthalts beziehen. Anschließend werden die demografische Merkmale Alter und Bildungsgrad erfragt, zwischen geplanten und Notaufnahmen differenziert und der Versicherungsstatus erhoben[3].

6.4

INDEXBILDUNG

Nachdem somit die Bestandteile des **Index** aus der Literatur entwickelt worden sind, gilt es nun, die theoretischen Konstrukte in einen mathematischen Zusammenhang zu bringen.

Definition:

> *„Ein Index ist ein Messwert für ein komplexes Merkmal, der aus den Messwerten mehrerer Indikatorvariablen zusammengesetzt wird."* (Bortz, Döring 2006: 143)

Die Zusammenstellung der Variablen kann dabei auf unterschiedliche Weise vorgenommen werden. Die rechnerisch einfachste Variante ist ein *ungewichteter additiver Index*. Damit würde angenommen, dass die Variablen untereinander gleich bedeutend für die Beurteilung der Ergebnisqualität sind. Diese Sichtweise verfügt aufgrund der Herleitung unserer Fragen aus der Literatur über eine gewisse Plausibilität.

$$\text{Index ungewichtet} = \left(\sum_{n=1}^{N} v_{ni}\right) / (N * I)$$

mit v_{ni} = Variablenwert des i-ten Items bei Objekt n; N = Anzahl gültiger Antworten, I = Anzahl der Variablen

---

[3] Die Formulierung der Fragen zu Bildung und Krankenversicherung wird aus dem Patienten-Fragebogen Stationäre Versorgung des Picker Institut übernommen.

Da mit unserer Erhebungsmethode die Kundensicht in den Vordergrund gestellt wird, könnte eine Gewichtung entsprechend der subjektiven Bedeutung der einzelnen Variablen für die Befragten erfolgen. Diese ist allerdings aufgrund komplexer Zusammenhänge von Einstellungen, Erfahrungen und Wissen schwierig zu eruieren (vgl. Ho et al. 2006: 18); ihre direkte Erfragung kann zu Verzerrungseffekten führen (vgl. Ruprecht 2003: 9).

Eine Möglichkeit, die *Gewichtung* aus dem Datenmaterial abzuleiten, bietet die Faktorenanalyse (vgl. Kap. 6.5.2). Dabei wird für jedes Item eine **Faktorladung**, also die Korrelation zwischen Variable und Faktor errechnet (vgl. Backhaus et al. 2008: 328). „… Resultieren in der Faktorenanalyse mehrere substanzielle Faktoren, ist dies ein Beleg dafür, dass die Indikatoren kein eindimensionale Merkmal, sondern mehrere Dimensionen erfassen … Gegebenenfalls wird man dann das komplexe Merkmal nicht nur mit einem, sondern mit mehreren gewichteten Indizes erfassen …" (Bortz, Döring 2006: 147 f.). Der in unserem Fall einzige (vgl. Kap. 6.5.2) Index berechnet sich als

$$\text{Index gewichtet} = \left(\sum_{n=1}^{N} v_{ni} * a_i \right) / (N * l)$$

(vgl. ebd.: 148)

mit v_{ni} = Variablenwert des i-ten Items bei Objekt n; a_i = Faktorladung der jeweiligen Variablen; N = Anzahl gültiger Antworten, l = Anzahl der Variablen

Da diese Art der Indexbildung auf der Basis der empirischen Befragungsergebnisse, also induktiv erfolgt (vgl. Raithel 2008: 103), müsste bei mehrfacher Anwendung des Instruments die Gewichtung jeweils angepasst (vgl. Schnell et al. 2005: 173) bzw. müssten für eine universelle Anwendung validierte Werte für a angegeben werden (vgl. Bortz, Döring 2006: 149).

6.5

GÜTEKRITERIEN

Das entworfene Untersuchungsdesign ist im Folgenden daraufhin zu überprüfen, inwieweit es den Gütekriterien empirischer Forschung entspricht.

6.5.1

RELIABILITÄT

Die **Reliabilität** ist „... ein Maß für die Reproduzierbarkeit der Messergebnisse ..."
(Häder 2006: 109).

Dabei ist zwischen unterschiedlichen Vorgehensweisen die geeignete auszuwählen:

RETEST

Die Messung wird mit demselben Instrument und derselben Stichprobe wiederholt und
die Korrelation der Ergebnisse errechnet. Die hierfür notwendigen Voraussetzungen,
insbesondere die Stabilität der Untersuchungsbedingungen, sind bei einer Patientenbefragung zu einem änderungssensitiven Thema wie der Schmerzbehandlung nicht
gegeben (vgl. Rammstedt 2004: 6).

PARALLELTEST

Zur Überprüfung der Ergebniskorrelation wird beim Paralleltest die Messung mit verschiedenen, aber äquivalenten Instrumenten ebenfalls an derselben Stichprobe vorgenommen. „... Faktisch ist es sehr schwer, parallele Items für Fragebögen zu entwickeln,
so dass diese Reliabilitätsbestimmungsmethode eher in der Leistungsmessung ihre
Anwendung findet." (ebd.: 8)

TESTHALBIERUNG (SPLIT-HALF)

Hier wird die Skala in zwei vergleichbare Hälften aufgeteilt, indem etwa zu den einzelnen Indikatoren jeweils eine gleiche Anzahl von Report- und Urteilsfragen gestellt
wird; anschließend wird die Korrelation der Antworten der beiden Testhälften errechnet. Dabei ergeben sich je nachdem, wie man bei der Halbierung der Skala vorgeht,
unterschiedliche Reliabilitätskoeffizienten. Dieses Problem lässt sich überwinden, wenn
man eine Konsistenzanalyse vornimmt, die „... nicht nur zwei Testhälften, sondern
sämtliche Items eines Instruments miteinander korreliert ..." (ebd.: 12).

KONSISTENZANALYSE

Die interne Konsistenz ist ein Maß für die Homogenität der Skala und wird mit
Cronbach's Alpha (Reliabilitätskoeffizient Alpha) gemessen (vgl. Eckstein 2006: 299).
Dieser kann bei Werten zwischen 0 als keine Reliabilität und 1 als optimale Reliabilität
interpretiert werden; dabei „... werden für Gruppenvergleiche meist Reliabilitätskoeffizienten über 0,70 als befriedigend angesehen. Als gut gilt eine Reliabilität ab ca.
0,80 ..." (Rammstedt 2004: 15). Die Berechnung für die zehn Variablen, die in unseren
Qualitätsindex eingehen (vgl. Kap. 6.3; 6.4), führt zu einem Wert von 0,797.

6.5.2

VALIDITÄT

„Die Validität (Gültigkeit) ist das wichtigste Testgütekriterium. Die Validität gibt an, ob ein Test das misst, was er messen soll bzw. was er zu messen vorgibt ..." (Bortz, Döring 2006: 200).

Auch hier sind verschiedene Aspekte zu unterscheiden:

INHALTSVALIDITÄT

„Inhaltsvalidität ... ist gegeben, wenn der Inhalt der Testitems das zu messende Konstrukt in seinen wichtigsten Aspekten erschöpfend erfasst ..." (ebd.).

Die Erfüllung dieses Kriteriums lässt sich nicht anhand objektiver Kenngrößen nachweisen, daher ist eine Annäherung durch theoretische Überlegungen und das Einholen von Experteneinschätzungen notwendig (vgl. Moosbrugger, Kelava 2008: 15).

Der Fragebogen wurde vor seinem Einsatz der Qualitätsbeauftragten, der Leitung des Projekts Qualifizierte Schmerztherapie, der Pflegedirektorin und dem Geschäftsführer sowie interessierten Pflegefachkräften vorgestellt und für geeignet befunden. Dass die Befragten selbst das Konstrukt sinnvoll umgesetzt sahen, lässt sich indirekt daran erkennen, dass in keinem Fall ein Abbruch erfolgte, sowie direkt an den Antworten auf die Zusatzfrage „Halten Sie die Fragen für geeignet, um herauszufinden, wie gut die Pflegenden auf Schmerzen von Patientinnen und Patienten eingehen? (Wenn nicht, wie könnte man anders vorgehen?)" (vgl. Kap. 7.1), bei der von keinem der Befragten Änderungswünsche vorgebracht wurden.

KRITERIUMSVALIDITÄT

„Kriteriumsvalidität ... liegt vor, wenn das Ergebnis eines Tests zur Messung eines latenten Merkmals bzw. Konstrukts ... mit Messungen eines korrespondierenden manifesten Merkmals bzw. Kriteriums übereinstimmt ..." (Bortz, Döring 2006: 200).

Der Zusammenhang wird anhand einer Regressionsanalyse überprüft (vgl. Ruprecht 2003: 24). Da das herangezogene Kriterium „... unabhängig mit anderen Messinstrumenten erhoben werden ..." (Raithel 2008: 49; vgl. Rammstedt 2004: 17) muss, ist die Nutzbarkeit der Kriteriumsvalidität begrenzt (vgl. Häder 2006: 115). Ein Außenkriterium für die Ergebnisqualität im pflegerischen Schmerzmanagement fehlt derzeit noch.

KONSTRUKTVALIDITÄT

Mit der Konstruktvalidität wird überprüft, wie sich mit Hilfe eines Messinstruments bestimmte Konstrukte erfassen lassen (vgl. Häder 2006: 115).

Dabei versteht man unter einem **Konstrukt** „...ein gedankliches Konzept, das aus Überlegungen und Erfahrungen abgeleitet worden ist, um beobachtbares Verhalten zu erklären ..." (Rammstedt 2004: 18).

In unserem Fall ist von einem relativ einheitlichen Konstrukt „Pflegequalität im Schmerzmanagement" als einem Ausschnitt der pflegerischen Versorgung von PatientInnen auszugehen: Von den in Kap. 6.3 vorgestellten Qualitätsindikatoren (Kompetenz, Lebensqualität, Information, Beziehung, Organisation) wird sich am ehesten der organisatorische Aspekt auch als statistischer Faktor abgrenzen lassen, da er sich insofern von den anderen Merkmalen unterscheidet, als er auf einer durch persönliche Herangehensweisen der Pflegenden kaum beeinflussbaren über-individuellen Ebene angesiedelt ist und eher die materielle als die zwischenmenschliche Dimension betrifft. Diese „dimensionale Struktur der Skala" (Rammstedt 2004: 24) kann durch eine Faktorenanalyse erschlossen werden.

Definition: Die **Faktorenanalyse** ist ein statistisches Verfahren mit dem Ziel,

> „... aus einer bestimmten und meist größeren Anzahl empirisch beobachteter und „gleichberechtigter" metrischer Variablen aufgrund ihrer korrelativen Beziehungen eine kleinere Anzahl „neuer" und voneinander unabhängiger Variablenkonstrukte in Gestalt von „Faktoren" zu „extrahieren". Ermöglichen diese extrahierten Faktoren eine sachlogisch plausibel zu benennende Klassifikation der empirisch beobachteten Variablen, dann können sie die Basis für weitere statistische Analysen bilden." (Eckstein 2006: 307)

Die Faktorenanalyse unterstützt also eine Strukturierung des Datenmaterials, indem latente Zusammenhänge sichtbar gemacht werden können (vgl. Costello, Osborne 2005: 2). Indem die jeweiligen Ausprägungen dieser Zusammenhänge statistisch ausgedrückt werden können, erlaubt die Faktorenanalyse darüber hinaus eine Reduktion der mit einer empirischen Erhebung gewonnenen komplexen Daten (vgl. Backhaus et al. 2008: 324) mit dem letzten Schritt der Indexbildung (vgl. Rohwer, Pötter 2002: 88 ff.; Kap. 6.4). Da es sich bei der Faktorenanalyse „... um einen Oberbegriff verschiedener Verfahren und Ansätze, bei denen man wiederum an einer Vielzahl von Stellen unter mehreren Optionen wählen kann ..." (Noack 2007: 3), handelt, ist es wichtig, die spezifische Zielsetzung zu bestimmen. In der vorliegenden Arbeit geht es darum,

- im Rahmen der Frage nach Konstruktvalidität nachzuvollziehen, ob die Daten eine sinnvolle oder eine nicht plausibel erklärbare Struktur aufweisen, und

- im Fall einer nachvollziehbaren Datenstruktur zur Indexberechnung die Faktorladungen heranzuziehen (vgl. Kap. 6.4).

Für diese Zwecke ist die **explorative Faktorenanalyse** geeignet, mit der die Beziehungen zwischen den Variablen aufgedeckt werden – in Abgrenzung zur konfirmatorischen Faktorenanalyse, die dazu dient, a priori festgelegte Hypothesen zu prüfen (vgl. Schnell et al. 2005: 162).

Die Berechnung erfolgt mit **PASW Statistics 18**, der aktuellsten Statistik-Software von SPSS. Als Methode wird an Stelle der Standardeinstellung Hauptkomponentenanalyse

(Principal Components Analysis PCA) die **Hauptachsenanalyse** (Principal Factor Analysis PFA) gewählt, da erstere die dimensionale Struktur der Daten nicht berücksichtigt (vgl. Costello, Osborne 2005: 2)[4].

Bevor die Daten analysiert werden können, ist deren Eignung zur Anwendung einer Faktorenanalyse zu prüfen. Zu berücksichtigen sind dabei

- das Zahlenverhältnis Befragte zu Items (Subject to item ratio). Mit > 5:1 befinden wir uns in der vorliegenden Studie im Mittelfeld der gängigen Forschungspraxis (vgl. ebd.: 4; Lingard, Rowlinson o. Jg. [2005?]: 4).

- die Bündelungsfähigkeit der Variablen. „... Liegt einer Erhebung eine heterogene Datenstruktur zugrunde, so macht sich dies durch viele kleine Werte in der Korrelationsmatrix bemerkbar, womit eine sinnvolle Anwendung der Faktorenanalyse in Frage gestellt ist ..." (Backhaus et al. 2008: 333). Da in unserem Fall neben vielen geringen[5] nur wenige mittlere Korrelationen[6] berechnet werden können (vgl. Anlage 4), ist zusätzlich deren Signifikanzniveau zu beachten (vgl. Backhaus et al. 2008: 333; Loose 2008). Wie in Anlage 4 abzulesen, unterscheiden sich tendenziell die Korrelationskoeffizienten mit höheren Werten signifikant von Null, d.h. hier sind gesicherte Aussagen über Korrelationen möglich (vgl. Backhaus et al. 2008: 334). Dennoch sind weitere statistische Prüfkriterien heranzuziehen (vgl. Götze et al. 2002: 316).

- die Struktur der Inversen der Korrelationsmatrix. Hier sollten „... die Nicht-diagonal-Elemente ... möglichst nahe bei Null liegen ..." (Backhaus et al. 2008: 334); dieses Kriterium kann als erfüllt gelten (vgl. ebd.: 335; Anlage 5).

- Gleiches gilt in Bezug auf die Nicht-diagonal-Elemente für die Anti-Image-Kovarianz-Matrix. Das Anti-Image ist der Anteil der Varianz, der sich nicht durch die anderen Variablen erklären lässt und muss daher möglichst gering sein. Hier gibt es in der Literatur einen eindeutigen Grenzwert von maximal 25% der Elemente, die > 0,09 sein dürfen (vgl. Backhaus et al. 2008: 335 f.). In unserem Fall beträgt der Anteil 15,6% (vgl. Anlage 6).

- Schließlich wird auf Basis der Anti-Image-Korrelationsmatrix das Kaiser-Meyer-Olkin-Kriterium MSA (measure of sampling adequacy) berechnet. Es zeigt an, „... in welchem Ausmaß die gegebenen Stichprobenvariablen zusammengehören ...

---

[4] Bei der PFA "... the shared variance of a variable is partitioned from its unique variance and error variance to reveal the underlying factor structure; only shared variance appears in the solu-tion. Principal components analysis does not discriminate between shared and unique variance. When the factors are uncorrelated and communalities are moderate it can produce inflated values of variance accounted for by the components ..." (Costello, Osborne 2005: 2).

[5] Zur Einstufungssystematik vgl. Bühl 2008: 346.

[6] Der Kolmogorov-Smirnov-Test zeigt, dass die Variablen nicht normalverteilt sind, daher wird die Rangkorrelation nach Spearman angewandt (vgl. Bühl 2008: 346; 348 f.).

[und] sollte mindestens 0,5 betragen ..." (Götze et al. 2002: 316). Der MSA-Wert in unserer Untersuchung ist mit 0,521 als „miserable" einzustufen (vgl. Backhaus et al. 2008: 336)[7].

Damit sind die Voraussetzungen zur Faktorextraktion, wenn auch nicht in wünschenswert eindeutiger Weise, gegeben. Auch hier wird die PASW-Standardeinstellung abgeändert und nicht das Kaiser-Guttman-Kriterium, nach dem „... häufig zu viele Faktoren extrahiert ..." (Geiser 2003: 8) werden, herangezogen, sondern der in unserem Fall recht eindeutige **Scree-Test** (vgl. ebd. 8 f.; Abb. 1).

Definition:

Der „... Scree-Test ist ein rein graphisches [!] Verfahren, bei dem in einem Koordinatensystem die Eigenwerte der Faktoren in absteigender Reihenfolge aufgetragen werden. An der Stelle, an der es durch die signifikante Abnahme der Eigenwerte zu einem „Knick" kommt, kann auf der Abszisse die entsprechende Anzahl der Faktoren abgelesen werden ..." (Martens 2003: 234).

Dementsprechend ist anhand unserer Daten nur ein wirksamer Faktor zu extrahieren. Dessen inhaltliche Bedeutung ist anhand der Kommunalitäten zu erschließen.

Definition **Kommunalität**:

Anteil der Varianz einer Variablen, der durch den Faktor erklärt wird. Aus der Addition der Kommunalitäten ergibt sich der Eigenwert des Faktors.

Entsprechend der Regel, „... dass eine Variable i nur dann einem Faktor j zugeordnet werden sollte, wenn ... mindestens 50% der aufgeklärten Varianz einer Variablen i auf den Faktor j entfallen" (Bortz 2005: 552), sind nur die Variablen 5, 8 und 10 faktorrelevant (vgl. Anlage 8)[8]. Für die Variablen 5 („Es wäre hilfreich, wenn die Pflegenden über meine ganze Schmerzsituation besser informiert wären") und 8 („Die Pflegenden stimmen sich in ihrer Arbeit gut miteinander ab") ergibt sich der Zusammenhang aus den theoretischen Vorüberlegungen (vgl. Kap. 6.3). Die Frage 10 („Es gibt Situationen, in denen ich durch meine Schmerzen mehr Hilfe von den Pflegenden bräuchte, als ich bekomme") könnte von den Befragten ebenfalls eher im Sinne organisatorischer Aspekte beispielsweise der Medikamentengabe aufgefasst worden sein als im Hinblick auf die Lebensqualität zum Beispiel in Belangen der Mobilität oder der Körperpflege, zumal bei nicht Pflegebedürftigen. Auf eine explizite Frage nach der Medikamenten-

---

[7] Die Werte für die einzelnen Variablen finden sich in Anlage 7. „Ein mittelmäßiger KMO-Wert für die gesamte Korrelationsmatrix kann unter Umständen gesteigert werden, indem Variablen mit niedrigem Einzel-KMO von der weiteren Analyse ausgeschlossen werden" (Reinboth 2006: 25). Der Ausschluss der einzigen mit deutlichem Abstand als „unacceptable" zu bewertenden Einzelvariable (v1 mit MSA = 0,249) bewirkt eine unbedeutende Steigerung des Gesamtwerts auf 0,568.

[8] „... If an item has a communality less than .40, it may either a) not be related to the other items, or b) suggest an additional factor that should be explored ..." (Costello, Osborne 2005: 4). Der Versuch, aus den Variablen mit Kommunalitäten < 0,40 einen weiteren Faktor zu extrahieren, wurde nach 25 Iterationen abgebrochen. Unter Fortlassung der Variablen 5, 8 und 10 kann zwar ein weiterer Faktor extrahiert werden, bei dem aber die Kommunalitäten außer bei einer Variablen < 0,40 bleiben.

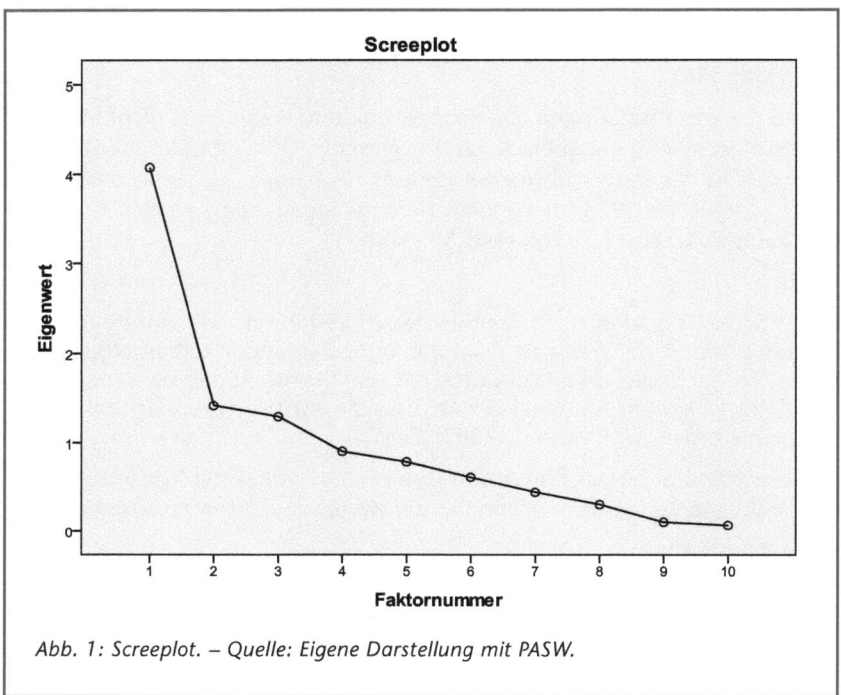

Abb. 1: Screeplot. – Quelle: Eigene Darstellung mit PASW.

gabe war bewusst verzichtet worden, weil man hier mit einer Dokumentenanalyse exaktere Ergebnisse erzielen kann. Bei einer mehr auf die Bewältigung des täglichen Lebens hinführenden Umformulierung der Frage 10 müsste in Kauf genommen werden, dass die nicht pflegedürftigen Befragten sich nicht mehr wiederfinden würden. Es scheint daher vertretbar, die Formulierung beizubehalten und den RespondentInnen zu überlassen, wie sie die Frage für ihre Situation interpretieren.

Die Ergebnisse der Faktorenanalyse bestätigen also die zu Beginn des Abschnitts begründete Vermutung, dass sich noch am ehesten organisatorische Aspekte zu einem Faktor bündeln lassen werden. Insgesamt ist das Ergebnis plausibel erklärbar; es legt nahe, dass die Fragen alles in allem sehr unterschiedliche Aspekte im Rahmen unseres Themas erfassen. Es treten keine Redundanzen auf; einzig die Fragen 5 und 8 könnten zusammengefasst werden. Dies würde jedoch bedeuten, auf eine allgemeine Frage für nicht von Schmerzen Betroffene zu verzichten und würde das Gleichgewicht des Fragebogens stören, der so konstruiert ist, dass er für alle PatientInnen interessant ist. Die Entscheidung über die Beibehaltung von Fragen liegt im Ermessen des Forschers; entschließt er sich aufgrund der Ergebnisse der Faktorenanalyse einzelne Variablen zu eliminieren, „... the researcher has to consider if doing so compromises the integrity of the data ..." (Costello, Osborne 2005: 3).

6.5.3

OBJEKTIVITÄT

Objektivität ist „... die Unabhängigkeit der ermittelten Befunde von den Personen, welche die Untersuchung durchführen." (Häder 2006: 109)

Dabei sind drei Kriterien zu berücksichtigen:

„**Durchführungsobjektivität** bezieht sich darauf, dass Antworten oder Testergebnisse des Untersuchungsteilnehmers vom Anwender des Tests (Untersuchungsleiter) unabhängig sein sollten ..." (Flick o. Jg. [nach 1999]: 34). Sie ist zum einen schon dadurch gegeben, dass die Befragung in Form von standardisierten Interviews stattfindet (vgl. Prüfer, Stiegler 2002: 2). Zum anderen sind bestimmte Regeln zum Verhalten des Interviewers beim Vorlesen der Fragen zu beachten (vgl. ebd. 5 f.). Weiter gehört dazu, dass „... der Interviewer in keinem Fall seine eigene Meinung zum Thema oder zu einzelnen Fragen äußert ... [oder] Befragte bei der Wahl der Antwortkategorie(n) bzw. bei der Formulierung der Antwort beeinflusst." (ebd.: 3)

„**Auswertungsobjektivität** bezeichnet, dass Antworten in Tests oder Fragebogen unabhängig von der Person des Auswerters klassifiziert (etwa einem bestimmten Punktwert zugeordnet) werden müssen." (Flick o. Jg. [nach 1999]: 34) Die Voraussetzung hierfür ist ein eindeutiger Codeplan.

„**Interpretationsobjektivität** meint, dass die Interpretation von Antworten oder Testwerten unabhängig von der Person des Auswerters bzw. Interpreten und seinen subjektiven Deutungen oder Bewertungen vorgenommen werden sollen ..." (Flick o. Jg. [nach 1999]: 34). Um diesen Anspruch zu erfüllen, wird eine „... genaue Beschreibung des erfassten Konstrukts ..." (Rammstedt 2004: 4), die Angabe von Mittelwerten und Standardabweichungen[9] sowie von Normwerten für die Interpretation gefordert (vgl. ebd.: 24). Letztere können in dieser Studie nicht festgelegt werden, da hierfür Vergleichsuntersuchungen vorliegen müssten; die Ergebnisbewertung wird daher zurückhaltend erfolgen müssen.

---

[9] Da die Daten nicht normalverteilt sind (vgl. Fußnote 6), wird stattdessen jeweils der Median berechnet.

6.6

PLANUNG DER UMSETZUNG

Bei der konkreten Planung ist zunächst die Frage zu klären, zu welchem Zeitpunkt des Aufenthalts eines Patienten die Befragung stattfinden soll. Auf den ersten Blick erscheint es am plausibelsten, den Abschluss der Behandlung abzuwarten, um eine Gesamtbewertung aus der Distanz der häuslichen Umgebung zu ermöglichen. Das Hauptargument für eine postalische Befragung ist die „... geringere Tendenz zu „sozial erwünschten" Antworten" (KTQ 2000: 28). Problematisch ist allerdings, dass nach der Entlassung in Reportfragen abgefragte Sachverhalte weniger genau erinnert werden und dass keine Möglichkeit zu Rückfragen oder Hilfestellungen besteht (vgl. Kersting, Hilsenbeck o. Jg. [nach 2002]: 14 f.; Neugebauer, Porst 2001: 17). Darunter leidet auch die Rücklaufquote (vgl. KTQ 2000: 28). Hinzu kommt die Möglichkeit bei Befragung während des Aufenthalts, die Motivation zur Teilnahme durch persönliche Ansprache zu erhöhen (vgl. ebd.). Auch ist zu bedenken, dass der entlassene Patient sich möglicherweise „... keinen Erfolg mehr von der Befragung verspricht und Probleme einfach nicht mehr anspricht." (Neugebauer, Porst 2001: 18).

Studien zeigen, dass der erhöhte Aufwand einer Versendung der Fragebögen ohne Schaden vermieden werden kann: „... Werden bei der Durchführung der Befragung bestimmte Eckpunkte eingehalten, lassen sich bei stichtagsbezogenen Patientenbefragungen während des Aufenthalts keine methodisch bedingten Abweichungen gegenüber postalischen Befragungen nach der Entlassung nachweisen." (Zinn, Schena o. Jg. [1999/2000]: 1). Als Ergebnis einer Untersuchung zur Patientenzufriedenheit während und mehrere Wochen nach der stationären Behandlung (vgl. Henrich et al. 2001: 152; 154) wurde festgehalten: „... Die Veränderung in der Zufriedenheit mit dem Krankenhausaufenthalt ... korreliert nicht mit dem zeitlichen Abstand zwischen den Messzeitpunkten ..." (ebd.: 155).

Wählt man vor diesem Hintergrund die Befragung während des Aufenthalts, ist weiter zu entscheiden, ob der Fragebogen ausgehändigt oder im Rahmen von Interviews bearbeitet werden soll.

Das Problem der sozialen Erwünschtheit tritt bei Interviews am stärksten auf (vgl. Reips, Franek 2004: 68); damit einher geht eine weitere systematische Verzerrung (vgl. Ruprecht 2003: 25), das Interviewer Bias (vgl. Becher 2007: 14 ff.). Für das Interview spricht dagegen, dass auch PatientInnen, die nicht selbstständig mit dem Fragebogen zurechtkommen, einbezogen werden. Auch wird die Motivation zur Beantwortung der Fragen in der Interview-Situation nochmals gesteigert (vgl. KTQ 2000: 30).

Anzustreben ist danach eine Kombination der Vorteile schriftlicher und persönlicher Befragung. Dies soll erreicht werden, indem die PatientInnen gebeten werden, an einem Interview teilzunehmen, wobei

- seitens des zivil gekleideten, aber ein Namenschild mit dem Logo des Krankenhaus tragenden Interviewers[10] eingangs Anonymität zugesichert wird,

- eingangs das Ziel, Verbesserungspotenziale zu erschließen, herausgestellt wird (vgl. Kersting, Hilsenbeck o. Jg. [nach 2002]: 12), und

- die Möglichkeit zugelassen wird, dass der/die Befragte den Fragebogen selbst ausfüllt und ihn unbeobachtet in einen zentralen Briefkasten steckt.

In die Untersuchung werden alle PatientInnen einbezogen, die ab Untersuchungsbeginn den Einschlusskriterien entsprechen,

- während ihres aktuellen Aufenthalts mindestens drei Nächte in einer der bettenführenden Abteilungen (vgl. Kap. 5) verbracht zu haben,

- sowohl sprachlich als auch vom Gesundheitszustand her in der Lage zu sein, die Fragen zu beantworten (Einschätzung durch betreuende Pflegefachkräfte oder ÄrztInnen), und

- das 18. Lebensjahr vollendet zu haben.

Die Befragung wird so lange fortgeführt, bis mindestens 50 ausgefüllte Fragebögen vorliegen.

---

[10] So kann die Bereitschaft, einem dem Krankenhaus zuzuordnenden Interviewer eher Auskunft zu geben als einem Außenstehenden, verbunden werden mit einer gewissen Distanz, die den Effekt sozialer Erwünschtheit reduziert (vgl. Neugebauer, Porst 2001: 20f.).

7

Umsetzung

Bevor jedoch die eigentliche Befragung beginnen kann, ist der neu entwickelte Fragebogen an einer Versuchspopulation zu testen.

7.1

Pretest

Mit zehn den Einschlusskriterien (vgl. Kap. 6.6) entsprechenden PatientInnen bewegen wir uns an der Untergrenze der in der Literatur genannten Stichprobengröße für einen Pretest (vgl. Porst 1998: 36; Häder o. Jg.: 4).

Untersucht wurde zum einen die „… Praktikabilität des Auswahlverfahrens …" (Atteslander 2008: 277). Hierbei werden die TeilnehmerInnen zunächst im elektronischen Krankenhausinformationssystem (KIS) nach dem Kriterium „einliegend 4 Tage" ausgewählt. Dies wird dadurch erleichtert, dass die Patientenliste pro Station nach Aufenthaltsdauer geordnet ist. Dann wird anhand der Verlegungshistorie überprüft, ob ein Aufenthalt im Intensiv-/Überwachungsbereich abgezogen werden muss und das im gleichen Bildschirmfenster angezeigte Alter des/der jeweiligen PatientIn berücksichtigt. Mit der so gefilterten Patientenliste wird vor Ort je nach Verfügbarkeit bei den jeweils betreuenden Pflegefachkräften oder ÄrztInnen angefragt, welche der PatientInnen zur Teilnahme an der Befragung in der Lage sind. Dieses Vorgehen erwies sich als praktikabel.

Der Hauptteil des Pretests besteht darin, „… die Verständlichkeit von Fragen, die Eindeutigkeit von Kategorien und die konkreten Erhebungsprobleme" (ebd.: 278) in den Blick zu nehmen. Zu diesem Zweck wurde dem Fragebogen als letzte Seite ein Pretestbogen beigefügt, der auch zur Evaluation der Haupterhebung beibehalten werden kann (vgl. Porst 2009: 157 f.) und der auch für SelbstausfüllerInnen geeignet ist (vgl. Kap. 6.6). Im Normalfall der persönlichen Befragung kann der Interviewer unmittelbar im Gesprächsverlauf situative Auffälligkeiten oder Kommentare der Befragten festhalten.

Zunächst wird nach der für die Bearbeitung des Fragebogens notwendigen Zeit gefragt:

Wie lange haben Sie etwa gebraucht, um den Fragebogen auszufüllen?

Da im Pretest ausschließlich persönliche Befragungen erfolgten, hätte an dieser Stelle die Dauer des Interviews eingefügt werden können, worauf aber verzichtet wurde, um durch den Blick auf die Uhr keine Irritationen zu schaffen. Wichtiger schien die immer gestellte Frage nach der Bewertung der Dauer:

War der Fragebogen für Sie zu lang, gerade richtig oder zu kurz?

Nur ein Respondent fand die Befragung zu lang, die übrigen neun bewerteten sie als gerade richtig.

Mögliche Schwierigkeiten bei einzelnen Fragen bezüglich Verständlichkeit, Schlüssigkeit, Suggestivität, fehlender oder überflüssiger Antwortvorgaben (vgl. Kirchhoff et al. 2008: 24) können frei formuliert festgehalten werden:

Hatten Sie Schwierigkeiten bei der Beantwortung von Fragen? (Wenn ja, welche Schwierigkeiten bei welchen Fragen?)

Zwei Befragten war die Frage 6 („Was die Pflegenden tun, wenn ich Schmerzen habe, ist für mich unberechenbar") nicht auf Anhieb verständlich. Damit die Aussage nicht mehr zeitlich interpretiert werden kann (im Sinne von „… während ich Schmerzen habe …"), wird die Formulierung geändert in

Was die Pflegenden tun, wenn ich Schmerzen äußere, ist für mich unberechenbar.

Überraschend war, dass bei einer vom Picker Institut übernommenen Frage Schwierigkeiten auftraten. Ebenfalls zwei der RespondentInnen vermissten bei der Frage nach dem Bildungsabschluss („Welche Schule oder Ausbildungsstätte haben Sie zuletzt besucht?") die Möglichkeit, eine Berufsausbildung anzugeben (Argument: „Es kann sich ja jemand hochgearbeitet haben"). Um deutlicher zu machen, dass hier nicht der soziale Status, sondern der Bildungsgrad interessiert, wird auch diese Frage umformuliert:

Welche Schule oder Hochschule haben Sie zuletzt besucht?

Schließlich fiel bei mehreren Interviews in der Geriatrie auf, dass die Frage nach dem Aufnahmeanlass („Ihr Krankenhausaufenthalt war im Voraus geplant/ein Notfall") für PatientInnen, die nach einem akuten Geschehen aus einem anderen Krankenhaus zur Rehabilitation verlegt worden waren, missverständlich ist; sie wird geändert in „Ihr Aufenthalt in diesem Krankenhaus war im Voraus geplant/ein Notfall"[11].

---

[11] Die endgültige Version des Fragebogens erhalten Sie beim Autor unter *m-j-braun@web.de*

Durchweg bejaht (bei einer fehlenden Äußerung) wurde die Frage

Halten Sie die Fragen für geeignet, um herauszufinden, wie gut die Pflegenden auf Schmerzen von Patientinnen und Patienten eingehen? (Wenn nicht, wie könnte man anders vorgehen?)

Die letzte Frage musste unter den Bedingungen von Face-to-Face-Interviews entfallen:

Finden Sie den Fragebogen optisch ansprechend und gut lesbar oder sollte man an der Gestaltung etwas ändern?

7.2

DATENERHEBUNG UND -ERFASSUNG

Die Haupterhebung erfolgte durch den Verfasser in 34 Fällen mittels Face-to-Face-Interviews; 20 PatientInnen bevorzugten die selbstständige Bearbeitung des Fragebogens, davon wurde in zwei Fällen der Fragebogen nicht zurückgegeben. 16 der Angesprochenen lehnten die Teilnahme ab, 21 PatientInnen wurden aufgrund ihres Gesundheitszustands bzw. mangelnder Sprachkenntnisse ausgeschlossen. Wenn eine vorübergehende Einschränkung wie zum Beispiel ein diagnostischer Eingriff die Teilnahme verunmöglichte, wurde der Besuch verschoben. So konnte der Anspruch einer Vollerhebung eingelöst werden, wenn man von den drei PatientInnen absieht, die zur Teilnahme vorgesehen waren, aber vor ihrer Entlassung nicht mehr angetroffen wurden. Die Gesamtliegedauer der Befragten zum Zeitpunkt der Interviews bzw. Aushändigen der Fragebögen betrug im Durchschnitt 8,3 Tage.

8

AUSWERTUNG

Die im Feld gewonnenen Daten müssen nun für die statistische Beschreibung (vgl. Atteslander 2008: 285) und die daraus abzuleitende inhaltliche Interpretation aufbereitet werden. Schließlich wird eine Darstellung der wichtigsten Ergebnisse zu entwerfen sein, die einen möglichst nutzbringenden Transfer in die Praxis erlaubt.

8.1

DATENAUFBEREITUNG

Die Analyse der Daten mit statistischen Instrumenten erfordert eine Übersetzung der von den Befragten gemachten Aussagen in Zahlenwerte. Dies kann für die geschlossenen Fragen schon vor der Erhebung erfolgen; bei den offenen Fragen müssen auch die tatsächlich gegebenen Antworten abgewartet und nachträglich mit Sammelcodes für Dimensionen von Aussagen versehen werden. Die im Fragebogen festgehaltenen individuellen „... Texte werden dann den durchnummerierten [!] Dimensionen (dem Codeplan) zugeordnet, dadurch mit Ziffern versehen und danach wie geschlossene Fragen in den Datensatz aufgenommen." (Porst 1998: 11) Nachdem die einzelnen Datensätze durch Eingabe in PASW Statistics 18 zu einer Datenmatrix zusammengefügt worden sind, können interessierende Zusammenhänge errechnet und grafisch dargestellt werden.

8.2

Analyse der Daten

Die Datenbasis für die Ergebnisanalyse wird durch alle Antworten gebildet, die eine inhaltliche Entscheidung im Rahmen der Studie dokumentieren, d.h. dass im Interesse einer besseren Vergleichbarkeit Missing-Codes einschließlich der Aussage „kann ich nicht beurteilen" nicht berücksichtigt werden. Die Zahl der RespondentInnen (in den Grafiken als n angegeben) schwankt daher je nachdem, ob sie sich von der jeweiligen Frage angesprochen fühlten, zwischen 34 und 52.

8.2.1

Einzelergebnisse

Zunächst werden die Ergebnisse auf der Ebene der einzelnen Items vorgestellt:

„Zu Beginn meines Aufenthalts wurde ich ausreichend darüber informiert, wie ich mich im Fall von Schmerzen verhalten sollte."

Hier fällt ins Auge, dass die beiden Pole am stärksten vertreten sind (vgl. Abb. 2), insbesondere das nicht zur Gesamtverteilung passende hohe Ergebnis für die Kategorie „trifft gar nicht zu". Dadurch liegen auch der Mittelwert mit 2,7 und der Median mit 4 relativ weit auseinander[12]. Ein möglicher Grund für diese Datenstruktur könnte darin liegen, dass vor allem SchmerzpatientInnen eine mangelnde Information angeben, während nicht von Schmerzen Betroffene sich auch dann ausreichend informiert sehen, wenn sie gar nicht informiert wurden. Diese Erklärung muss allerdings nach Darstellung der Daten im Zusammenhang mit denen der Variablen 10 („Bitte kreuzen Sie auf der folgenden Skala an, wie stark Ihre Schmerzen im Durchschnitt bisher während Ihres Aufenthalts bei uns waren") in einem Streudiagramm mit Interpolation verworfen werden.

---

[12]Das Minimum beträgt für Mittelwert und Median jeweils 0, das Maximum 4.

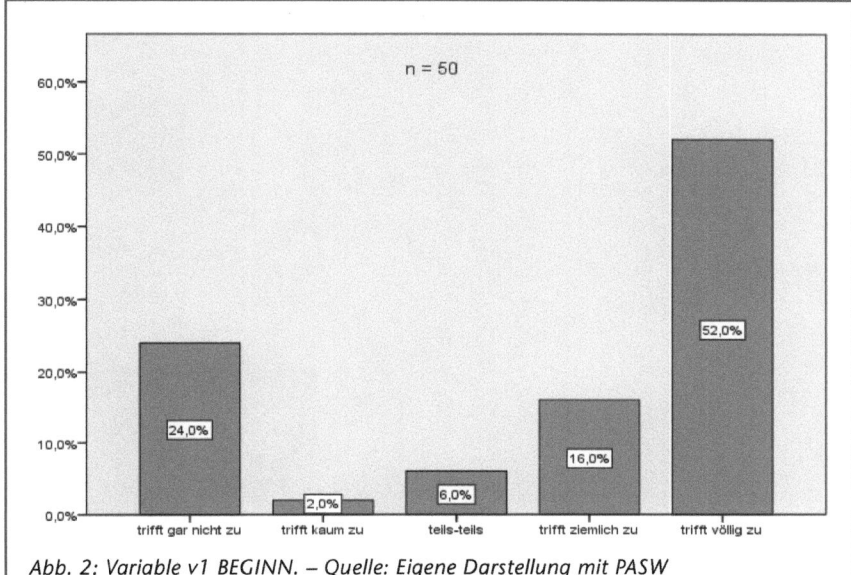

Abb. 2: Variable v1 BEGINN. – Quelle: Eigene Darstellung mit PASW

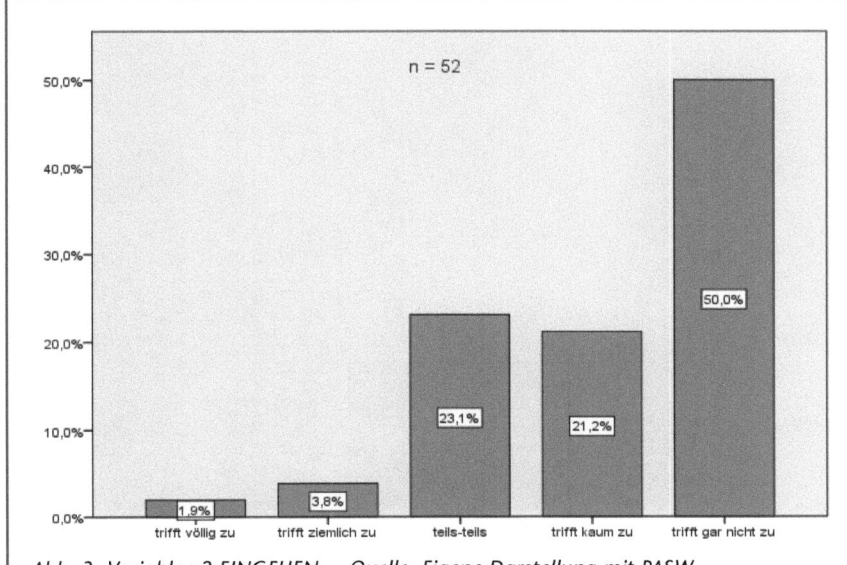

Abb. 3: Variable v2 EINGEHEN. – Quelle: Eigene Darstellung mit PASW

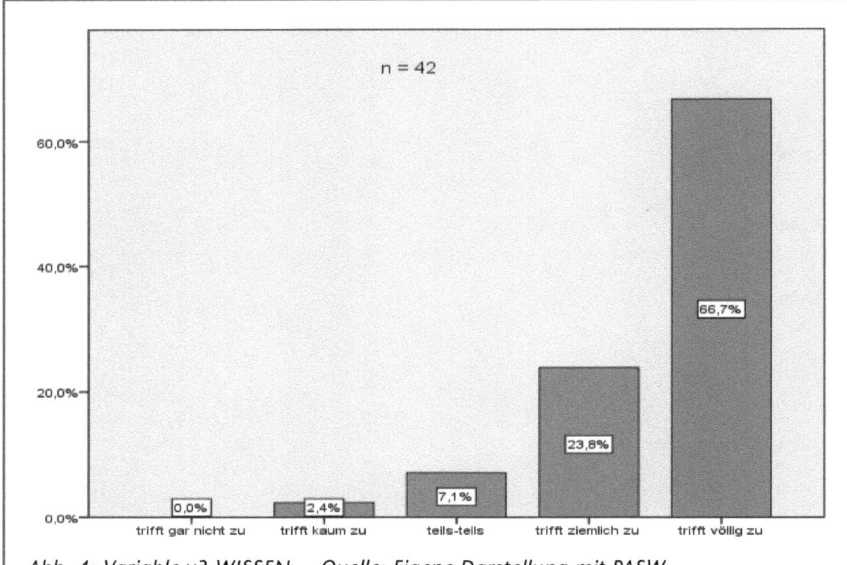

Abb. 4: Variable v3 WISSEN. – Quelle: Eigene Darstellung mit PASW

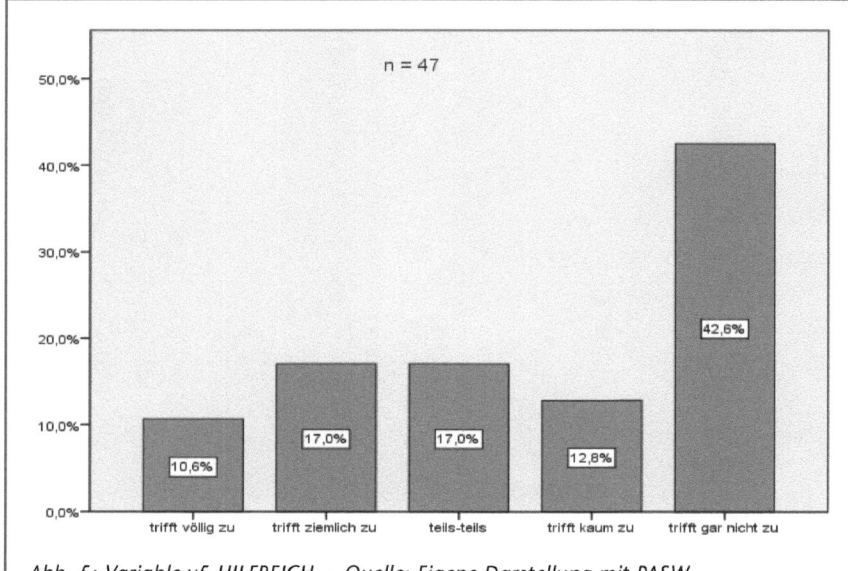

Abb. 5: Variable v5 HILFREICH. – Quelle: Eigene Darstellung mit PASW

Eine deutlichere Tendenz zeigt sich in der Auswertung des zweiten Items

„Es kommt vor, dass ich etwas sage und die Pflegerin/der Pfleger geht gar nicht darauf ein."

Diese Aussagte trifft nur für 5,7% der RespondentInnen zu (vgl. Abb. 3; der Mittelwert liegt bei 3,1; der Median bei 3,5), allerdings positionierte sich ein großer Teil in der Mitte, so dass die relative Problemhäufigkeit (vgl. Kap. 8.3) über ein Viertel beträgt.

Dagegen überzeugt das Ergebnis der dritten Aussage

„Wenn ich Schmerzen habe, kann ich auf das Wissen und Können der Pflegenden vertrauen"

mit einem Anteil von 90,5% in den beiden „trifft zu"- Kategorien (vgl. Abb. 4; Mittelwert 3,5; Median 4). Ein sehr ähnliches Bild zeigt die Auswertung des Items

„Wenn ich den Patientenruf betätige, wird mir freundlich geholfen"

(Mittelwert 3,6; Median 4).

Wenig Problempotenzial zeigt sich auch bei Item 6

„Was die Pflegenden tun, wenn ich Schmerzen äußere, ist für mich unberechenbar"

(Mittelwert 3,2; Median 4): Gut drei Viertel der RespondentInnen lehnen die Aussage ab.

Hingegen gibt nur eine knappe Mehrheit von 55,4% an, dass die Aussage

„Es wäre hilfreich, wenn die Pflegenden über meine ganze Schmerzsituation besser informiert wären"

kaum oder gar nicht zutreffe (vgl. Abb. 5), entsprechend niedriger sind der Mittelwert mit 2,6 und der Median mit 3. In diesem Zusammenhang ist es interessant zu wissen, wie viele der PatientInnen überhaupt Schmerzen angeben, da nicht nur ein gutes Informationsmanagement, sondern auch die Abwesenheit von Schmerzen zur Feststellung „trifft gar nicht zu" führen könnten:

„Bitte kreuzen Sie auf der folgenden Skala an, wie stark Ihre Schmerzen im Durchschnitt bisher während Ihres Aufenthalts bei uns waren", und „Wie stark waren Ihre stärksten Schmerzen bisher während Ihres Aufenthalts bei uns?" (vgl. Abb. 6)

Hier zeigt sich, dass weniger als ein Viertel der RespondentInnen gar keine Schmerzen haben, was die Relevanz von v5 bestätigt. Dass die Verneinung der Aussage in diesem Item nicht auf Schmerzfreiheit zurückzuführen ist, zeigt auch das entsprechende Streudiagramm.

Auch bei der Feststellung in Item 7

„Die Pflegenden kommen zu selten zu mir, um nachzusehen, wie es mir geht"

sind es nicht speziell die SchmerzpatientInnen, die sich zu wenig betreut sehen. Insgesamt geben lediglich 59,7% an, dass die Aussage kaum oder gar nicht zutreffe (vgl. Abb. 7; Mittelwert 2,7; Median 3).

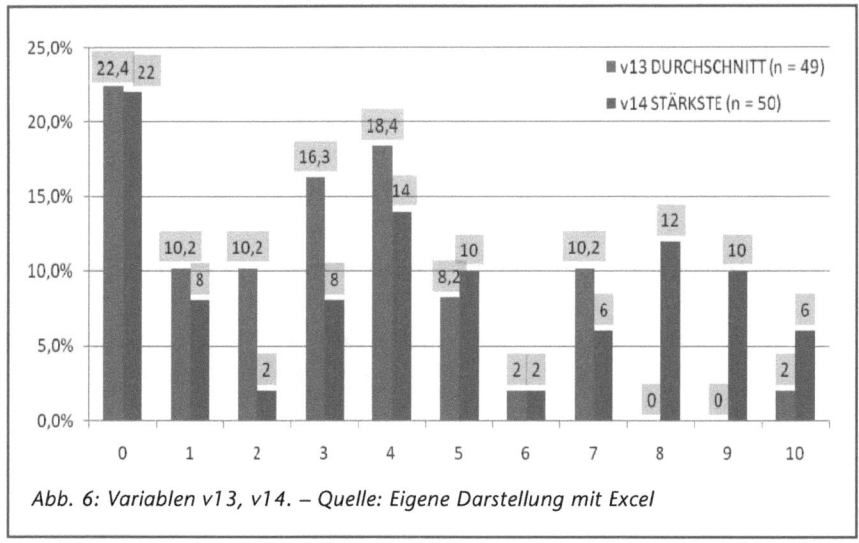

Abb. 6: Variablen v13, v14. – Quelle: Eigene Darstellung mit Excel

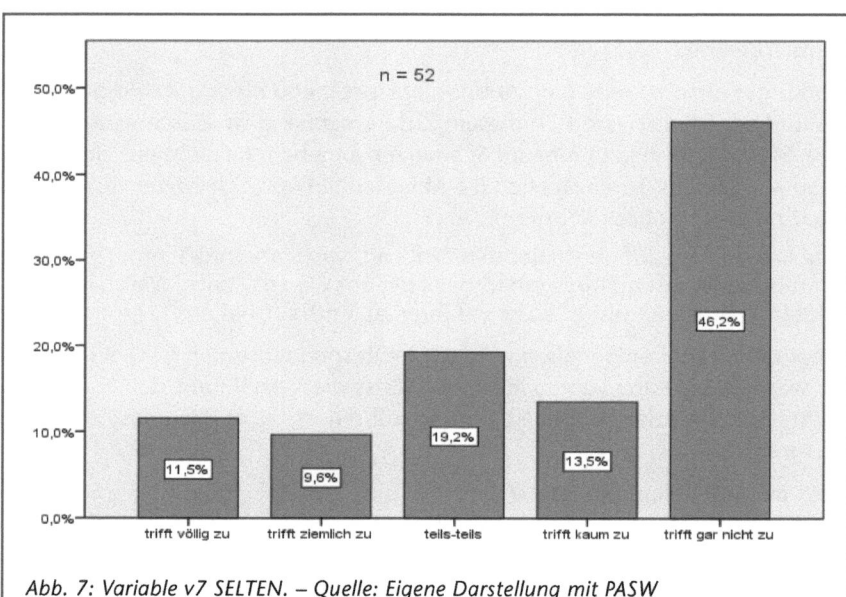

Abb. 7: Variable v7 SELTEN. – Quelle: Eigene Darstellung mit PASW

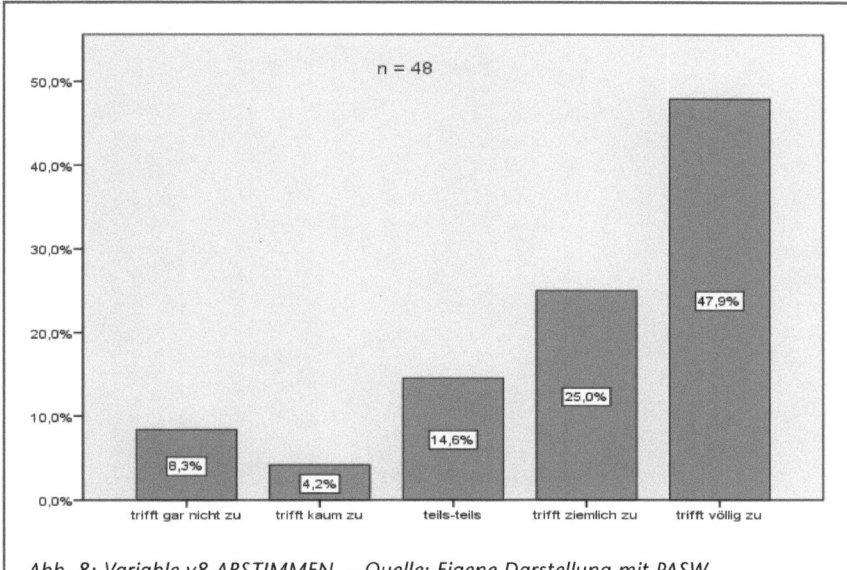

Abb. 8: Variable v8 ABSTIMMEN. – Quelle: Eigene Darstellung mit PASW

Deutlich positiver wird die pflegerische Dienstleistung in Item 8 bewertet (vgl. Abb. 6):

„Die Pflegenden stimmen sich in ihrer Arbeit gut miteinander ab", obwohl eine starke Minderheit offenbar sehr schlechte Erfahrungen gemacht hat (Mittelwert und Median 3,0).

Letzteres gilt auch bei der Kompetenzfrage

„Die Pflegenden können meine Fragen zum Thema Schmerz beantworten":

Nur knapp zwei Drittel der RespondentInnen meinen, dass dies zutreffe (vgl. Abb. 9; Mittelwert 2,9; Median 3). Auch hier sind es nicht speziell SchmerzpatientInnen, die sich kritisch äußern. Dieser fehlende Zusammenhang zeigt sich auch beim letzten der zehn Index-Items

„Es gibt Situationen, in denen ich durch meine Schmerzen mehr Hilfe von den Pflegenden bräuchte, als ich bekomme":

Gut zwei Drittel lehnen die Aussage völlig ab (der Mittelwert beträgt 3,3; der Median 4), der Rest verteilt sich auf die Antwortvorgaben (vgl. Abb. 10).

Auf die offene Frage

„Wenn Sie an die Betreuung der Pflegenden im Zusammenhang mit den Schmerzen der Patienten denken: Gibt es etwas, das sie anders oder besser machen könnten?"

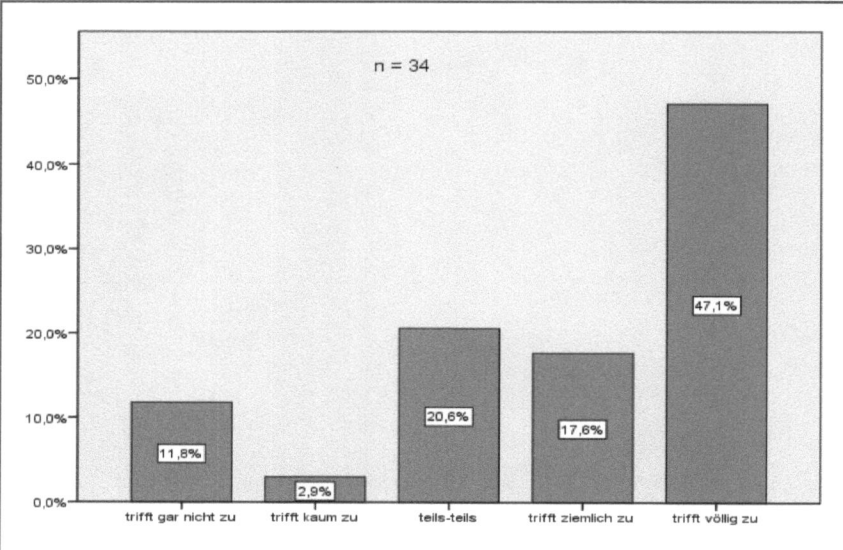

Abb. 9: Variable v9 ANTWORT. – Quelle: Eigene Darstellung mit PASW

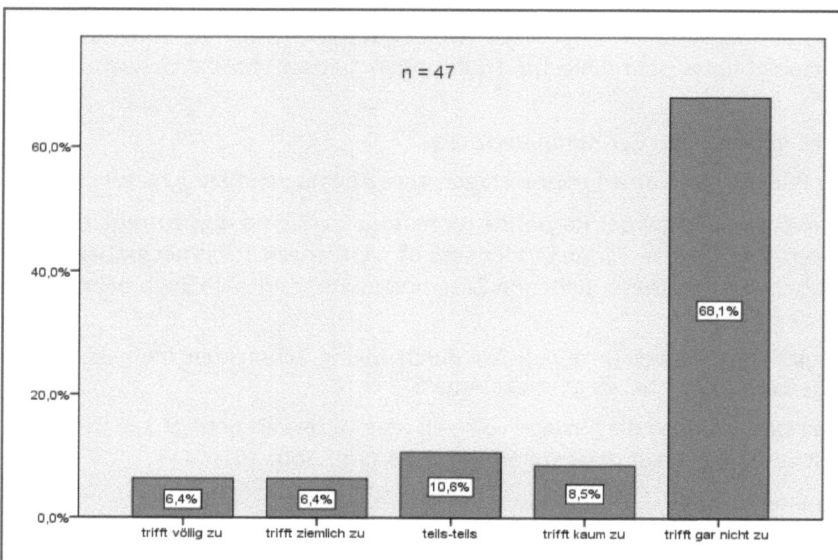

Abb. 10: Variable v10 HILFE. – Quelle: Eigene Darstellung mit PASW

fiel neun Befragten eine Anregung ein. Fünf der Antworten wurden als Forderung nach „mehr Personal" erfasst, jeweils eine Nennung entfiel auf „mehr auf Schmerzen der Patienten eingehen", „mehr auf einzelne Pat. und zugrunde liegende Krankheiten eingehen", „mehr kümmern" und „die Konsequenzen beachten". Die letztgenannte Aussage wurde in einem selbst ausgefüllten Fragebogen gemacht und konnte daher nicht eindeutiger bestimmt werden.

Die RespondentInnen stellten mit diesen Antworten offensichtlich heraus, worauf es ihnen besonders ankommt, ohne allerdings völlig neue Aspekte einzubringen. Dass die Thematik im Fragebogen relativ lückenlos behandelt wird, zeigt sich auch darin, dass die Evaluationsfrage

> Halten Sie die Fragen für geeignet, um herauszufinden, wie gut die Pflegenden auf Schmerzen von Patientinnen und Patienten eingehen? (Wenn nicht, wie könnte man anders vorgehen?)

in allen 39 Fällen einer Beantwortung bejaht wurde.

Für 42 Befragte hatte der Fragebogen gerade die richtige Länge, drei fanden ihn zu lang und zwei zu kurz. Die 18 Antworten auf die Frage nach der zum Ausfüllen benötigten Zeit ergaben einen Mittelwert von 6,4 Minuten. Zur Optik des Fragebogens wurden keine Änderungswünsche geäußert.

Bereits im Pretest waren die wesentlichen Schwierigkeiten bei der Beantwortung einzelner Fragen genannt worden (vgl. Kap. 7.1). In den Interviews der Haupterhebung verstanden weitere vier Befragte Item 6 („Was die Pflegenden tun, wenn ich Schmerzen äußere, ist für mich unberechenbar") nicht auf Anhieb. Bei erneuter Nutzung des Fragebogens sollte daher der Text weiter vereinfacht werden, indem die negative Formulierung aufgegeben und die Hauptaussage an den Beginn gestellt wird: „Für mich ist es nachvollziehbar, was die Pflegenden tun, wenn ich Schmerzen äußere".

Lediglich in einem Fall wurde bei einer weiteren Frage ein Non response mit Schwierigkeiten bei der Beantwortung begründet („Frage 8 kann man als Patient nicht beantworten").

8.2.2

INDEXERGEBNISSE

Der gewichtete Index wird gemäß der Formel in Kap. 6.4 berechnet als Summe der mit den Faktorladungen multiplizierten einzelnen Variablenwerte dividiert durch die Anzahl der Variablen, dies wiederum dividiert durch die Anzahl der gültigen Antworten. Das Maximum ergibt sich aus dem maximalen Variablenwert multipliziert mit der Summe der Faktorladungen dividiert durch die Anzahl der Variablen und beträgt 2,27.

Mit unseren Daten ergibt sich ein Wert des gewichteten Index von 1,60. Somit sind 70,5% des Maximums erreicht. Zum Vergleich werden beim ungewichteten Index mit einem Wert von 3,07 (Maximum 4) 76,8% erzielt.

Errechnet man den (gewichteten) Index für bestimmten Gruppen von Befragten (Unterscheidungskriterien waren Schmerzintensität, Alter, Bildung, Versicherungsstatus und Aufnahmeanlass), ergeben sich bei Werten zwischen 1,50 und 1,67 Abweichungen innerhalb der einzelnen Gruppen von maximal 0,14 Punkten. Daraus lässt sich ersehen, dass durch die Art der Fragestellung offenbar unsystematische Verzerrungen vermieden werden konnten (vgl. Kap. 3.2).

Die auf die Gesamtbewertung der Behandlung abzielende Frage

> Stellen Sie sich vor, ein Verwandter von Ihnen muss sich einer schmerzhaften Behandlung unterziehen. Würden Sie ihm dieses Krankenhaus dazu empfehlen?

zeigt zusätzlich zum Index-Ergebnis, wie das untersuchte Krankenhaus in Bezug auf das Schmerzmanagement von den PatientInnen beurteilt wird: 81,6% würden es weiter empfehlen, nur 2% äußerten sich mit „eher nicht" eindeutig negativ (Mittelwert 3,3; Median 3).

8.3

Interpretation der Daten

Auch bei einem insgesamt guten Ergebnis müssen Ansatzpunkte für weitere Verbesserungen identifiziert werden. Durch die gewählte Datenbasis (vgl. Kap. 8.2) lassen sich leicht über eine Ergebnisaddition der mit 0, 1 und 2 vercodeten Antwortkategorien die relativen Problemhäufigkeiten errechnen (vgl. Picker Institut Deutschland 2007: 8). An ihnen lässt sich ablesen (vgl. Tab. 1), welche Bereiche entsprechend der Einschätzung aller Befragten, die eine Bewertung vorgenommen haben, prioritär im Sinne von Qualitätsentwicklung anzugehen wären.

Variable	relative Problemhäufigkeit	Indikator (vgl. Kap. 6.3)
v5 HILFREICH	44.6%	Organisation
v7 SELTEN	40.3%	Lebensqualität
v9 ANTWORT	35.3%	Kompetenz
v1 BEGINN	32.0%	Information
v2 EINGEHEN	28.8%	Beziehung
v8 ABSTIMMEN	27.1%	Organisation
v6 BERECHENB	23.5%	Information
v10 HILFE	23.4%	Lebensqualität
v3 WISSEN	9.5%	Kompetenz
v4 FREUNDLICH	8.9%	Beziehung

Tab. 1: Relative Problemhäufigkeiten. – Quelle: Eigene Darstellung

Nachzubessern innerhalb des Schmerzmanagement-Konzepts ist demnach insbesondere

- bei der Organisation (v5, v8). Die intra- und interprofessionelle Kommunikation weist unter den Rahmenbedingungen der Krankenhausorganisation strukturelle Defizite auf, die durch das Engagement der Beteiligten täglich neu überwunden werden müssen. Daneben können auf der Makroebene systematische Verbesserungsansätze geplant und umgesetzt werden. Beispiele hierfür sind im untersuchten Krankenhaus das Vorhaben einer Optimierung von Dienstübergaben in der Pflege (Erarbeitung eines Leitfadens zum Aufbau und den Inhalten der Übergabe im Rahmen von Primary Nursing; Dienstübergabe am Patientenbett) sowie der gemeinsamen Visite von Pflege und ärztlichem Dienst nach den Vorgaben eines Visitenstandards.

- Durch die im ersten Punkt genannten Maßnahmen wird auch den Defiziten im Bereich Lebensqualität (vgl. Kap. 6.3) begegnet, insbesondere den als zu selten empfundenen Kontakten zwischen Pflege und Patient. Als weitere wichtige Verbesserung kann in diesem Zusammenhang auch die Einführung einer mobilen elektronischen Patientenakte gelten, die auch zu einer Verlagerung von Planungs- und Dokumentationstätigkeiten vom Dienstzimmer in patientennahe Bereiche führen soll.

- Die dritthöchste relative Problemhäufigkeit ergibt sich bei der Kompetenzvariable v9 „Die Pflegenden können meine Fragen zum Thema Schmerz beantworten". Vor dem Hintergrund der guten Ergebnisse bei v3 „Wenn ich Schmerzen habe, kann ich auf das Wissen und Können der Pflegenden vertrauen" liegt der Schluss nahe, dass Pflegende ihre vorhandenen Kenntnisse und Fähigkeiten nicht gut vermitteln und darstellen können, so dass hier eher bei der sozialen und persönlichen Kompetenz anzusetzen wäre. Auf diesen Aspekt zielt etwa eine zunehmende Berücksichtigung des Komplexes Beratung im Rahmen von Fortbildungsveranstaltungen. Eine erhöhte Sicherheit in professioneller Kommunikation würde wohl auch die Problemhäufigkeit bei der Beziehungsvariable v2 („Es kommt vor, dass ich etwas sage und die Pflegerin/der Pfleger geht gar nicht darauf ein") reduzieren.

- Schließlich ist im Bereich Information der auffälligen Verteilung von v1 „Zu Beginn meines Aufenthalts wurde ich ausreichend darüber informiert, wie ich mich im Fall von Schmerzen verhalten sollte" (vgl. Kap. 8.2) zu begegnen. Hier ist zu erwarten, dass mit dem flächendeckenden Einsatz des Informationsfaltblatts zum Schmerzkonzept (vgl. Kap. 5), das zum Befragungszeitpunkt nur in begrenzter Auflage verteilt worden war, bestehende Defizite reduziert werden. Darüber hinaus ist geplant, die Erste Hilfe stärker in das Schmerzmanagement einzubeziehen.

8.4

PRÄSENTATION DER ERGEBNISSE

Neben der primären Darstellung als Balkendiagramm und daraus abgeleiteten Problemhäufigkeits-Tabellen ist zur Visualisierung von Befragungsergebnissen ein *„Qualitätsstern"* (vgl. Abb. 11) besonders geeignet, da hier der Zielerreichungsgrad bzw. noch auszuschöpfende Potenziale in der unmittelbaren Zusammenschau der Variablen verdeutlicht werden. Es handelt sich in unserem Fall um ein Netzdiagramm mit den addierten Ausprägungen 3 und 4 für die Indexvariablen als gefüllte Fläche.

Die Ergebnispräsentation soll im untersuchte Krankenhaus an eine breite interne Öffentlichkeit gerichtet sein und kann im Rahmen der Pflegemanagementkonferenz, der innerbetrieblichen Fortbildung, des Pflegeforums und im Intranet erfolgen; eine Bearbeitung der Schwachstellen wird in erster Linie Aufgabe des Qualitätszirkels zur Qualifizierten Schmerztherapie sein, der 2010 seine Arbeit aufgenommen hat. Die Diskussion über zu ziehende Schlussfolgerungen und Konsequenzen dient der Belebung einer Qualitätskultur, die das untersuchte Krankenhaus in die Lage versetzen soll, die Zertifizierung (vgl. Kap. 5) wohl vorbereitet zu bestehen.

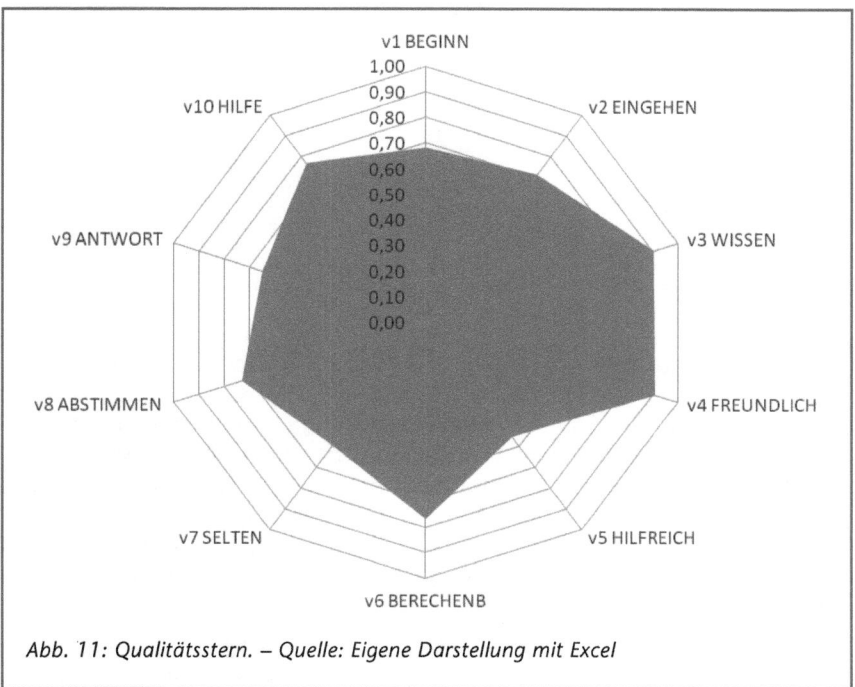

Abb. 11: Qualitätsstern. – Quelle: Eigene Darstellung mit Excel

9

ZUSAMMENFASSUNG UND AUSBLICK

Das Ziel der vorliegenden Arbeit war die Entwicklung eines Instruments zur Messung von Pflegequalität. Als Hintergrund wurde ein diesbezüglicher Rückstand der Pflege insbesondere gegenüber der Medizin beschrieben. Das Verhältnis der Qualitätsdimensionen und die Heranziehung der Ergebnisqualität wurden erörtert. Anschließend wurde die besondere Eignung des Themenfelds Schmerz für das Vorhaben dargestellt. Bereits vorhandene Instrumente in diesem Bereich wurden bewertet und die Notwendigkeit eines neuen Ansatzes begründet.

Die zentrale Frage „Wie lässt sich die Ergebnisqualität der Pflege im Bereich Schmerzmanagement aus Patientensicht messen?" wurde anhand der Konstruktion eines aus der Literatur hergeleiteten Fragebogenindex beantwortet. Die Überprüfung der Gütekriterien sowie der Pretest ließen eine Anwendung des Instruments im gegebenen Kontext vertretbar erscheinen. Allerdings sollte insbesondere die Konstruktvalidität bei weiterer Nutzung des Fragebogens an einer größeren Zahl von Befragten durch eine erneute Faktorenanalyse verifiziert werden, wodurch sich auch eine Verschiebung der Indexgewichtung durch die pro Untersuchung variierenden Faktorladungen ergeben würde.

Die auf das konkrete Feld bezogene Frage „Welche Ergebnisqualität erzielt die Pflege im untersuchten Krankenhaus in Bezug auf das Schmerzmanagement?" wurde mit dem in einer Vollerhebung gewonnenen Datenmaterial durch Berechnung des Index-Ergebnisses beantwortet. Mit 70,5% liegt ein Wert vor, dessen Aussagekraft durch Vergleich mit anderen Einrichtungen untermauert werden sollte.

Als zentrales Ergebnis der Studie lässt sich festhalten, dass noch viel Entwicklungsarbeit vor der Pflegewissenschaft liegt. Sie muss sich dabei gegen ein starkes Umfeld behaupten, das im Interessengeflecht von Medizin, Ökonomie und Politik oftmals zwischen Geringschätzung der akademisierten Pflege und Ausnutzung von deren Arbeit für eigene Zwecke changiert. Dieser Mangel an Souveränität im eigenen Gebiet lässt sich an der umstrittenen, vom MDK seit Juli 2009 vorgenommenen Qualitätsmessung mit Hilfe von Schulnoten in der ambulanten und stationären Pflege illustrieren[13]. Kaum war diese wenig ausgereifte Qualitätsprüfung implementiert, begann schon die Diskussion, die Pflege nach Qualität zu vergüten (vgl. Pick, Meißner 2009). Dabei müsste anstelle von Vergütungsaspekten im Rahmen von P4P (Pay for Performance) zunächst die Frage der Effizienz geklärt werden, das heißt „... welche Ergebnisqualität geplant wird und welche Personalausstattung (quantitativ und qualitativ) hierfür erforderlich ist ..." (Bekker, Beck 2010: 75) – und welche materiellen und organisatorischen Mittel einzusetzen oder erst zu entwickeln wären. „Wünschenswert wäre die ... Durchführung entsprechender Untersuchungen in einer repräsentativen Anzahl bundesdeutscher Krankenhäuser ... leider konnte sich diese Rationalität bisher nicht gegen den politischen Mythos der unendlichen Effizienzsteigerung durchsetzen." (ebd.: 79)

Notwendige Voraussetzung einer umfassenden Informationsbasis zur Pflegequalität wäre eine zentrale Zusammenführung von Qualitätsindikatoren (vgl. Altenhofen et al. 2005: 5 f.; Görres et al. 2008: 8; Veit et al. 2009: 176; AQUA-Institut für angewandte Qualitätsförderung und Forschung im Gesundheitswesen 2010), wobei sich die Pflege nicht die Diskussionsleitung aus der Hand nehmen lassen dürfte. Nur so könnte vermieden werden, dass sich die verschiedenen Akteure je nach Interessenlage geeignete Qualitätsdaten konstruieren, womit sie dazu beitragen, dass „... es dem Begriff Pflegequalität bis zum aktuellen Zeitpunkt an definitorischer Schärfe mangelt und es sich dabei eher um ein Merkmalsbündel als um ein Konzept handelt ..." (Reutlinger 2001: 92).

[13] Zur Kritik vgl. Görres 2008

LITERATUR

Abt-Zegelin, A. (2009): Gespräche sind Pflegehandlungen! In: Die Schwester Der Pfleger 48/4: 322 – 325.

Altenhofen, L.; Birkner, B.; Blumenstock, G.; Geraedts, M.; Gibis, B.; Jäckel, W.; Kopp, I.; Kugler, C.; Ollenschläger, G.; Raspe, H.; Reiter, A.; Szecsenyi, J.; Thomaczek, C.; Zorn, U. (2005): Qualitätsindikatoren in Deutschland. Positionspapier des Expertenkreises Qualitätsindikatoren beim Ärztlichen Zentrum für Qualität in der Medizin (ÄZQ), Berlin (Stand 14.4.2005).

AQUA- Institut für angewandte Qualitätsförderung und Forschung im Gesundheitswesen (2010) (Hrsg.): Qualitätsreport 2009. Göttingen: AQUA-Institut.

Atteslander, P. (2008): Methoden der empirischen Sozialforschung. 12., durchges. Aufl., Berlin: Erich Schmidt.

Backhaus, K.; Erichson, B.; Plinke, W.; Weiber, R. (2008): Multivariate Analysemethoden. Eine anwendungsorientierte Einführung. 12., vollst. überarb. Aufl., Berlin/Heidelberg: Springer.

Becher, I. (2007): Interviewer- und Moduseffekte in Viktimisierungssurveys. Diplomarbeit Konstanz.

Becker, A.; Beck, U. (2010): Personalausstattung und Ergebnisqualität. In: Die Schwester Der Pfleger 49/1: 74 – 79.

Berufsfachschule für Krankenpflege am Bezirksklinikum Gabersee (2006): Pflegerische Aktivitäten im Schmerzmanagement. In: Die Schwester Der Pfleger 45/8: 650 – 656.

Böhm, J.; Busch, J.; Evers, G.C.M.; Francois-Kettner, H.; Jocham, H.R.; Jung, B.; Müller-Mundt, G.; Nestler, N.; Osterbrink, J.; Schulte, C.; Strohbücker, B.; Thomm, M. (2005): Der Expertenstandard Schmerzmanagement in der Pflege. In: Deutsches Netzwerk für Qualitätsentwicklung in der Pflege (Hrsg.): Expertenstandard Schmerzmanagement in der Pflege. Entwicklung – Konsentierung – Implementierung. Osnabrück: Fachhochschule Osnabrück: 19 – 35.

Bohnet-Joschko, S. ; Abrolat, J.; Möhler, R. (2008): Wissen im Krankenhaus besser nutzen. Einführung des Expertenstandards „Schmerzmanagement in der Pflege". In: Pflegewissenschaft o. Jg./1: 5 – 8.

Bortz, J. (2005): Statistik für Human- und Sozialwissenschaftler. 6. Aufl., Heidelberg: Springer.

Bortz, J.; Döring, N. (2006): Forschungsmethoden und Evaluation für Human- und Sozialwissenschaftler. 4., überarb. Aufl., Heidelberg: Springer.

Boström, B. (2003): Acute postoperative and cancer-related pain management. Patients' experiences and perceptions in relation to health-related quality of life and the multidimensionality of pain. Dissertation Lund.

BQS Bundesgeschäftsstelle Qualitätssicherung (2009): Qualitätsindikatoren für interne und externe Qualitätssicherung. Online in Internet: „URL: http://www.bqs-qualitaetsindikatoren.de/2008/ergebnisse/leistungsbereiche/dek/indikatoren [Stand: 11.11.2009]".

Bühl, A. (2008): SPSS 16. Einführung in die moderne Datenanalyse. 11., aktual. Aufl., München: Pearson Studium.

Costello, A.B.; Osborne, J.W. (2005): Best Practices in Exploratory Factor Analysis: Four Recommendations for Getting the Most From Your Analysis. In: Practical Assessment, Research & Evaluation 10/7: 1 – 9.

Deutsches Netzwerk für Qualitätsentwicklung in der Pflege (2007): Methodisches Vorgehen zur Entwicklung und Einführung von Expertenstandards in der Pflege. Osnabrück: Fachhochschule Osnabrück.

Donabedian, A. (2005): Evaluating the Quality of Medical Care. In: The Milbank Quarterly 83/4: 691–729. Reprinted from The Milbank Memorial Fund Quarterly 44/3, Pt. 2, 1966: 166 – 203.

Donabedian, A. (1969): Part II – Some issues in evaluating the quality of nursing care. In: American Journal of Public Health 59/10: 1833 – 1836.

Eckstein, P.P. (2006): Angewandte Statistik mit SPSS. Praktische Einführung für Wirtschaftswissenschaftler. 5. Aufl., Wiesbaden: Gabler.

Flick, U. (o. Jg. [nach 1999]): Empirische Methoden. Studienbrief 5: Auswertungsverfahren und Gütekriterien. Studienbrief der Hamburger Fern-Hochschule.

Floyd, F.J.; Widaman, K.F. (1995): Factor Analysis in the Development and Refinement of Clinical Assessment Instruments. In: Psychological Assessment 7/3: 286 – 299.

Geiser, C. (2003): Faktorenanalyse mit SPSS. Online in Internet: „URL: http://userpage.fu-berlin.de/~geiser/Faktorenanalyse.pdf [Stand: 29.12.2009]".

Geraedts, M.; Selbmann, H.-K. (2000): Konzepte des Qualitätsmanagements. In: Rennen-Allhoff, B. u. Schaeffer, D. (Hrsg.): Handbuch Pflegewissenschaft. Weinheim: Juventa: 707 – 724.

Gesellschaft für Qualifizierte Schmerztherapie Certkom e.V. (2008): Zertifizierungskriterien der Gesellschaft für Qualifizierte Schmerztherapie Certkom e.V., Berlin: Präsentation im untersuchten Krankenhaus 7.10.2008.

GKV-Spitzenverband; Vereinigungen der Träger der Pflegeeinrichtungen auf Bundesebene, Bundesarbeitsgemeinschaft der überörtlichen Träger der Sozialhilfe, Bundesvereinigung der kommunalen Spitzenverbände (2009): Vereinbarung nach § 115 Abs. 1a Satz 6 SGB XI über die Kriterien der Veröffentlichung sowie die Bewertungssystematik der Qualitätsprüfungen der Medizinischen Dienste der Krankenversicherung sowie gleichwertiger Prüfergebnisse von ambulanten Pflegediensten- -Pflege-Transparenzvereinbarung ambulant (PTVA)- vom 29. Januar 2009. Online in Internet: „URL: https://www.gkv-spitzenverband.de/upload/Vereinbarung_ambulant_Stand_29.01.2009_5102.pdf [Stand: 12.11.2009]".

GKV-Spitzenverband; Vereinigungen der Träger der Pflegeeinrichtungen auf Bundesebene, Bundesarbeitsgemeinschaft der überörtlichen Träger der Sozialhilfe, Bundesvereinigung der kommunalen Spitzenverbände (2009a): Vereinbarung nach § 115 Abs. 1a Satz 6 SGB XI über die Kriterien der Veröffentlichung sowie die Bewertungssystematik der Qualitätsprüfungen der Medizinischen Dienste der Krankenversicherung sowie gleichwertiger Prüfergebnisse von ambulanten Pflegediensten -Pflege-Transparenzvereinbarung ambulant (PTVA)- vom 29. Januar 2009. Anlage 1 Kriterien der Veröffentlichung. Online in Internet: „URL: https://www.gkv-spitzenverband.de/upload/09-09-25_Vereinbarung_ambulant_Anlage_1_Aktual_30.03.2009_formell_überarbeitet_9397.pdf [Stand: 12.11.2009]".

GKV-Spitzenverband; Vereinigungen der Träger der Pflegeeinrichtungen auf Bundesebene, Bundesarbeitsgemeinschaft der überörtlichen Träger der Sozialhilfe, Bundesvereinigung der kommunalen Spitzenverbände (2008): Vereinbarung nach § 115 Abs. 1a Satz 6 SGB XI über die Kriterien der Veröffentlichung sowie die Bewertungssystematik der Qualitätsprüfungen der Medizinischen Dienste der Krankenversicherung sowie gleichwertiger Prüfergebnisse in der stationären Pflege – Pflege-Transparenzvereinbarung stationär (PTVS) – vom 17. Dezember 2008. Online in Internet: „URL: https://www.gkv-spitzenverband.de/upload/Vereinbaurung_stationär_Stand_17_12_2008_5124.pdf [Stand: 12.11.2009]".

GKV-Spitzenverband; Vereinigungen der Träger der Pflegeeinrichtungen auf Bundesebene, Bundesarbeitsgemeinschaft der überörtlichen Träger der Sozialhilfe, Bundesvereinigung der kommunalen Spitzenverbände (2008a): Vereinbarung nach § 115 Abs. 1a Satz 6 SGB XI über die Kriterien der Veröffentlichung sowie die Bewertungssystematik der Qualitätsprüfungen der Medizinischen Dienste der

Krankenversicherung sowie gleichwertiger Prüfergebnisse in der stationären Pflege – Pflege-Transparenzvereinbarung stationär (PTVS) – vom 17. Dezember 2008. Anlage 1 Kriterien der Veröffentlichung. Online in Internet: „URL: https://www.gkv-spitzenverband.de/upload/09-09-25_Vereinbarung_stationär_Anlage_1_Stand_17_12_2008_formell_überarbeitet_9400.pdf [Stand: 12.11.2009]".

Görres, S. (2007): „Was ist gute Pflege? Überlegungen zur Messung von Ergebnisqualität". Online in Internet: „URL: http://www.hpg-ev.de/download/EQS-Pflege-Goerres-Ergebnisqualitaet.pdf [Stand: 22.2.2010]".

Görres, S.; Hasseler, M.; Mittnacht, B. (2008): Gutachten zu den MDK-Qualitätsprüfungen und den Qualitätsberichten im Auftrag der Hamburgischen Pflegegesellschaft e.V. Online in Internet: „URL: http://www.hpg-ev.de/download/hpg-Gutachten_14_02_20081_1.pdf [Stand: 22.2.2010]".

Götze, W.; Deutschmann, C.; Link, H. (2002): Statistik. München: Oldenbourg.

Häder, M. (o. Jg.): Ringvorlesung. Einführung in die Methoden der empirischen Sozialforschung II. Online in Internet: „URL: http://tu-dresden.de/die_tu_dresden/fakultaeten/philosophische_fakultaet/is/methoden/prof/archive/Vorlesung_6.pdf [Stand: 8.8.2009]".

Häder, M. (2006): Empirische Sozialforschung. Eine Einführung. Wiesbaden: VS Verlag für Sozialwissenschaften.

Hallensleben, J.; Hansen, K. U. (2002): Pflegemanagement II. Studienbrief 7: Qualitätsmanagement – Grundlagen (1): Einführung. Studienbrief der Hamburger Fern-Hochschule.

Henrich, G.; Herschbach, P.; Schäfer, I. (2001): Fragen zur Patientenzufriedenheit (FPZ) – Die Entwicklung eines Fragebogens. In: Zeitschrift für Medizinische Psychologie o. Jg./4: 147 – 158.

Ho, S.E.; Gurbinder, K.; Syed, R.W.; Syed, Z.S.Z.; Razali, O. (2006): Post-Cardiac Surgery Patient Satisfaction with Quality Nursing Care at Institute Jantung Negara (IJN). In: Med & Health 1/1: 14 – 19.

Idvall, E. (2001): Development of Strategic and Clinical Quality Indicators in Postoperative Pain Management. Dissertation Linköping.

International Association for the Study of Pain (1994): IASP Pain Terminology. Online in Internet: „URL: http://www.iasp-pain.org/AM/Template.cfm?Section=Pain_Definitions&Template=/CM/HTMLDisplay.cfm&ContentID=1728#Pain [Stand: 12.11.2009]".

International Association for the Study of Pain (1994a): Effective Cancer Pain Management: From Guidelines to Quality Improvement. In: Pain: Clinical Updates II/2.

Jäckel, W. H. (2009): Definitionen und Typen von Qualitätsindikatoren. In: Zentralstelle der Deutschen Ärzteschaft zur Qualitätssicherung in der Medizin (Hrsg.): Qualitätsindikatoren – Manual für Autoren – Neukirchen: Make a Book: 2 – 4.

Jocham, H. R. (2005): Der nationale Expertenstandard Schmerzmanagement. In: PrInterNet o. Jg./6: 371 – 379.

Joint Commission on Accreditation of Healthcare Organizations (2003): Impro-ving the Quality of Pain Management Through Measurement and Action. Oakbrook Terrace: Joint Commission on Accreditation of Healthcare Organizations.

Joint Commission on Accreditation of Healthcare Organizations (1993): The Measurement Mandate. On the Road to Performance Improvement in Health Care, Oakbrook Terrace: Joint Commission on Accreditation of Healthcare Organizations.

Joint Commission on Accreditation of Healthcare Organizations (1990): Primer on Indicator Development and Application. Measuring Quality in Health Care, Oakbrook Terrace: Joint Commission on Accreditation of Healthcare Organizations.

Kersting, J.; Hilsenbeck, T. (o. Jg. [nach 2002]): Patientenbefragungen. Empfehlungen zur Planung, Durchführung und Umsetzung. Online in Internet: „URL: http://www.aperio-online.de/pdf/aperio-Handbuch_Patientenbefragung.pdf [Stand: 10.5.2009]".

Kirchhoff, S.; Kuhnt, S.; Lipp, P.; Schlawin, S. (2008): Der Fragebogen. Datenbasis, Konstruktion und Auswertung. 4., überarbeitete Aufl., Wiesbaden: VS Verlag für Sozialwissenschaften.

KTQ (2000) (Hrsg.): KTQ-Leitfaden zur Patientenbefragung. Düsseldorf: DKVG.

Lang, R. (2005): Organizational Survey. In: Kühl, S.; Strodtholz, P.; Taffertshofer, A. (Hrsg.): Quantitative Methoden der Organisationsforschung. Ein Handbuch. 1. Aufl., Wiesbaden: VS Verlag für Sozialwissenschaften.

Lingard, H.C.; Rowlinson, S. (o. Jg. [2005?]): Sample size in factor analysis: why size matters. Online in Internet: „URL: http://rec.hku.hk/steve/MSc/factoranalysisnoteforstudentresourcepage.pdf [Stand: 29.12.2009]".

Loose, J. (2008): Faktorenanalyse. Online in Internet: „URL: http://www.soz.uni-jena.de/adl/m3/m3html/m3faktor.htm [Stand: 13.12.2009]".

Maier, C. (2005): Welche Schmerzen erfahren Patienten in deutschen Krankenhäusern im 21. Jahrhundert? Ergebnisse einer bundesweiten Erhebung. Online in Internet: „URL: http://www.schmerzfreies-krankenhaus.de/fileadmin/user_upload/docs/Vortrag_Prof_Maier_Medica_2005.pdf [Stand: 26.2.2010]".

Maier, C.; Nestler, N.; Richter, H.; Hardinghaus, W.; Pogatzki-Zahn, E.; Zenz, M.; Osterbrink, J. (2010): Qualität der Schmerztherapie in deutschen Krankenhäusern. Deutsches Ärzteblatt 107/36: 607 – 614.

Martens, J. (2003): Statistische Datenanalyse mit SPSS für Windows. 2. Aufl., München: Oldenbourg.

McCaffery, M.; Beebe, A. (1989): Pain. Clinical Manual for Nursing Practice. St. Louis: Mosby.

Meißner, W. (o. J. [2006?]): QUIPS – ein interdisziplinäres Benchmarkprojekt zur Qualitätsverbesserung in der postoperativen Schmerztherapie. Online in Internet: „URL: http://www.dgch.de/downloads/dgch/Aktuelles/QUIPS.PDF [Stand: 4.5.2009]".

Meissner, W.; Mescha, S.; Rothaug, J.; Zwacka, S.; Goettermann, A.; Ulrich, K.; Schleppers, A. (2008): Qualitätsverbesserung der postoperativen Schmerztherapie. Ergebnisse eines QUIPS-Projekts. In: Deutsches Ärzteblatt 105/50: 865 – 870.

Meißner, W.; Rothaug, J.; Zwacka, S.; Schleppers, A.; QUIPS-Projektgruppe (2006): Qualitätsverbesserung in der postoperativen Schmerztherapie (QUIPS). In: Anästhesiologie & Intensivmedizin 47/2: 95 – 98.

Moers, M.; Schiemann, D. (2004): Expertenstandards in der Pflege. Vorgehensweise des Deutschen Netzwerks für Qualitätsentwicklung in der Pflege (DNQP) und Nutzen für die Praxis. In: Pflege & Gesellschaft 9/3: 75 – 78.

Moers, M.; Schiemann, D.; Schemann, J. (2005): Das Audit-Instrument zum Expertenstandard Schmerzmanagement in der Pflege. In: Deutsches Netzwerk für Qualitätsentwicklung in der Pflege (Hrsg.): Expertenstandard Schmerzmanagement in der Pflege. Entwicklung –Konsentierung – Implementierung. Osnabrück: Fachhochschule Osnabrück: 113 – 121.

Moosbrugger, H.; Kelava, A. (2008): Testtheorie und Fragebogenkonstruktion. Heidelberg: Springer.

Müller Staub, M. (2000): Qualität der Pflegediagnostik und Patientinnen-Zufriedenheit. Maastricht/Aarau: University of Maastricht.

Müller, J.F.W. (2004): Stationäre Altenhilfe. Studienbrief 3: Qualitäts- und Ergebnissicherung. Studienbrief der Hamburger Fern-Hochschule.

Mundipharma (2008) (Hrsg.): Schmerzfreies Krankenhaus. Projekt fördert die effektive Schmerzbehandlung im Krankenhaus. Online in Internet: „URL: http://www.mundipharma.de/schmerztherapie/therapie/schmerzfreies-krankenhaus.html [Stand: 24.2.2010]".

Mundipharma (2003) (Hrsg.): Presseinformation. Schmerzfreies Krankenhaus – Illusion oder bald Realität? Online in Internet: „URL: http://www.schmerzfreies-krankenhaus.de/fileadmin/user_upload/docs/SFK_Illusion_oder_bald_Realitaet_Nov03.pdf [Stand: 27.9.2009]".

Mundipharma Vertriebsgesellschaft (2007) (Hrsg.): Presseinformation. Pilotprojekt Schmerzfreies Krankenhaus erfolgreich: 18 Kliniken zertifiziert. Online in Internet: „URL: http://www.schmerzfreies-krankenhaus.de/fileadmin/user_upload/pdf/PD_PP_SFK_2007_final_151107.pdf [Stand: 13.7.2009]".

Neugebauer, B.; Porst, R. (2001): Patientenzufriedenheit. Ein Literaturbericht. ZUMA-Methodenbericht Nr. 7/2001. Online in Internet: „URL: http://www.gesis.org/fileadmin/upload/forschung/publikationen/gesis_reihen/gesis_methodenberichte/2001/01_07.pdf [Stand: 16.9.2009]".

Noack, M. (2007): Faktorenanalyse. Online in Internet: „URL: http://www.uni-due.de/imperia/md/content/soziologie/stein/faktorenanalyse.pdf [Stand: 2.1.2010]".

Osterbrink, J. (2006): Schmerzmanagement in der Pflege. In: Österreichische Pflegezeitschrift o. Jg./12: 8 – 11.

Osterbrink, J.; Bauer, B.; Ewers, A.; Nestler, N.; Hemling, S. (2010): Aktionsbündnis Schmerzfreie Stadt Münster. In: Die Schwester Der Pfleger 49/12: 1224 – 1227.

Pick, P.; Meißner, T. (2009): Pflege – nach Qualität vergüten? In: Die Schwester Der Pfleger 48/7: 644 – 645.

Picker Institut Deutschland (2007): Mit den Augen der Patienten. Through the patient´s eyes. Einführung Patientenbefragung. Online in Intranet [Stand: 16.9.2009]".

Porst, R. (2009): Fragebogen. Ein Arbeitsbuch. 2. Aufl., Wiesbaden: VS Verlag für Sozialwissenschaften.

Porst, R. (1998): Im Vorfeld der Befragung: Planung, Fragebogenentwicklung, Pretesting. ZUMA-Arbeitsbericht 98/02. Online in Internet: „URL: http://www.uni-siegen.de/zimt/beratung_und_lehre/software/files/zuma_98_02.pdf [Stand: 20.2.2010]".

Prüfer, P.; Stiegler, A. (2002): Die Durchführung standardisierter Interviews: Ein Leitfaden. ZUMA How-to-Reihe, Nr. 11. Online in Internet: „URL: http://www.gesis.org/download.php?url=/fileadmin/upload/forschung/publikationen/gesis_reihen/howto/How-to11ppas.pdf [Stand: 25.11.2009]".

Raithel, J. (2008): Quantitative Forschung. Ein Praxiskurs. 2., durchges. Aufl., Wiesbaden: VS Verlag für Sozialwissenschaften.

Rammstedt, B. (2004): Zur Bestimmung der Güte von Multi-Item-Skalen: Eine Einführung. ZUMA How-to-Reihe Nr. 12. Online in Internet: „URL: http://www.gesis.org/fileadmin/upload/forschung/publikationen/gesis_reihen/howto/how-to12br.pdf [Stand: 8.8.2009]".

Reinboth, C. (2006): Vertiefungsrichtung Marktforschung. Online in Internet: „URL: http://www.statistikberatung.eu/faktoren.pdf [Stand: 17.9.2009]".

Reips, U.-D.; Franek, L. (2004): Mitarbeiterbefragungen per Internet oder Papier? Der Einfluss von Anonymität, Freiwilligkeit und Alter auf das Antwortverhalten. In: Wirtschaftspsychologie o. Jg./1: 67 – 83.

Reutlinger, B. (2001): Pflegequalität: Forderungen, Zusammenhänge, Wege der Sicherung. In: PrInter-Net o. Jg./5: 85 – 107.

Rohwer, G.; Pötter, U. (2002): Methoden sozialwissenschaftlicher Datenkonstruktion. Weinheim/München: Juventa.

Ruprecht, T. (2003): Qualitätsmanagement. Studienbrief 4: Kundenbefragung. Studienbrief der Hamburger Fern-Hochschule.

Schnell, R.; Hill, P.B.; Esser, E. (2005): Methoden der empirischen Sozialforschung. 7. Aufl., München: Oldenbourg.

St. Vincenz Krankenhaus Limburg (o. Jg. [nach 2007]): QUIPS Ergebnis-Fragebogen. Online in Internet: „URL: http://www.st-vincenz.de/downloads/QUIPSFragebogen.pdf [Stand: 14.11.2009]".

Strohbücker, B.; Metzing, S.; Müller-Mundt, G.; Jung, B. (2005): Literaturstudie. In: Deutsches Netzwerk für Qualitätsentwicklung in der Pflege (Hrsg.): Expertenstandard Schmerzmanagement in der Pflege. Entwicklung – Konsentierung – Implementierung. Osnabrück: Fachhochschule Osnabrück: 36 – 112.

Sukay, L.C.; O´Leary, J.R.; Charpentier, P.; Sinatra, R.S.; Henderson, S.; Fried, T.R. (2006): Adressing pain as the Subjective Fifth Vital Sign Among Patients Undergoing Knee or Hip Arthroplasty. In: Sukay, L.C. (2006): Pain as the Subjective Fifth Vital Sign Among Patients Undergoing Knee or Hip Arthroplasty. Dissertation Yale.

Teigeler, B. (2006): Den Schmerz fest im Griff. Zwei Jahre Schmerzfreies Krankenhaus: vom [!] Pilotprojekt zum Qualitätssiegel. In: Die Schwester Der Pfleger 45/1: 20 – 23.

The Center for Gerontology & Health Care Research (2005): Manage Nursing Home Pain. Multifaceted Interventions to Ameliorate Pain and Symptoms (MAPS). Online in Internet: „URL: http://www.chcr. brown.edu/pain/[Stand: 8.11.2009]".

Veit, C.; Bauer, J.; Döbler, K.; Eckert, O.; Fischer, B.; Woldenga, C. (2007) (Hrsg.): Qualität sichtbar machen. BQS-Qualitätsreport 2007. Düsseldorf: Bundesgeschäftsstelle Qualitätssicherung.

Veit, C.; Bauer, J.; Döbler, K.; Fischer, B. (2009) (Hrsg.): Qualität sichtbar machen. BQS-Qualitätsreport 2008. Düsseldorf: Bundesgeschäftsstelle Qualitätssicherung.

Wacker, A. (2002): Das Wichtigste in Kürze. Antwortdimensionen und Verbalisierung der Stufen bei einer fünfstufigen Skala im Likert Format. Online in Internet: „URL: http://www.sozpsy.uni-hannover. de/step/basistexte/antwort-formate.pdf [Stand: 23.10.2009]".

Wagener-Floer, B (2001). Beeinflussende Faktoren für die Schmerzerfassung und das Schmerzmanagement von Pflegenden – eine Literaturanalyse. In: PrInternet o. Jg./7 – 8: 45 – 48.

Zinn, W.; Schena, R. (o. Jg. [1999/2000]): Patientenbefragungen – während oder nach dem Aufenthalt? Online in Internet: „URL: http://www.metrik.de/fileadmin/user_upload/Berichte/Veroeffentlichungen/ artikel_befragung_ehemaliger_patieten.pdf [Stand: 23.10.2009]".

Zinn, W.; Schena, R. (1999): „Maß nehmen". Grundlagen der Patientenbefragungen. Online in Internet: „URL: http://www.metrik.de/fileadmin/user_upload/Berichte/Veroeffentlichungen/artikel_das_Krankenhaus_1_2000.PDF [Stand: 23.10.2009]".

Weitere Informationen und Materialien erhalten Sie direkt beim Autor
Martin Braun unter: m-j-braun@web.de

(VA) Konzept Qualifizierte Schmerztherapie

1. Ziel:
- Steigerung der Patienten- und Mitarbeiterzufriedenheit im Ev. Krankenhaus Hubertus durch eine effektive und qualifizierte Schmerztherapie in allen Fachbereichen

2. Definition:
- Die Verfahrensanweisung „Schmerztherapie" regelt fachübergreifend die Zuständigkeiten für die Schmerztherapie im Ev. Krankenhaus Hubertus.

3. Grundsätzliches:
- Die VA „Schmerztherapie" gilt fachübergreifend sowohl für alle fest angestellten Mitarbeiter des Ev. Krankenhauses Hubertus als auch für alle konsiliarisch tätigen Mitarbeiter und Honorarkräfte.

4. Vorgehensweise:

Zuständigkeiten Gesundheits- und Krankenpflege

- Die Überwachung der Schmerztherapie gehört primär in den Aufgabenbereich der Gesundheits- und Krankenpflege. Die Überwachung und Durchführung der Schmerztherapie anhand der vorgegebenen Konzepte und Standards ist an die Qualifikation einer Gesundheits- und Krankenpflegerin oder eines Gesundheits- und Krankenpflegers gebunden.
- Die Festlegung des Schmerzkonzeptes gilt als ärztliche Anordnung und kann durch die Pflegekräfte ohne Rücksprache mit dem ärztlichen Dienst umgesetzt werden. Das Schmerzstufenkonzept mit den Schmerzkarten regelt die Gabe der regulären Basismedikation (gelb) nach einem festen Zeitplan und der Bedarfsmedikation (orange, Rückseite) mit Angaben der Einzeldosis und der Tageshöchstdosis. Für Patienten mit Schmerzkathetern gelten die entsprechenden Schmerzkarten (grün).
- Die Befragung des Patienten über den aktuell empfundenen Schmerzzustand und die Dokumentation der Schmerzen in der Patientenakte ist in der VA Schmerzerfassung und –dokumentation einheitlich geregelt.
- In dem Stufenkonzept ist sowohl eine Basismedikation (gelb) als auch eine Bedarfsmedikation (orange) festgelegt. Auf die regelmäßige Gabe der Basismedikation ist von Seiten der GKPs zu achten. Die Bedarfsmedikation ist dann zu geben, wenn der Patient unter der laufenden Basismedikation noch in besonderem Maße Schmerzen äußert, d. h. ein Schmerzniveau in Ruhe bei NRS (BESD) > 3, und bei Belastung > 5 angibt. Vor Gabe und 60 Minuten nach Gabe eines Bedarfsanalgetikums ist der aktuelle Schmerzstatus zu erfragen und zu dokumentieren. Sollte sich das Schmerzniveau durch die Bedarfsmedikation nicht senken lassen, ist umgehend der Stationsarzt zu informieren. Sollte dieser aktuell nicht erreichbar sein, ist der zuständige Arzt über die Telefonnummer 830/ 831, in Ausnahmefällen (Unabkömmlichkeit, Notfall) die Anästhesie (123 oder 769), zu verständigen.
- Das postoperative Schmerzkonzept wird durch den Operateur / Anästhesisten auf dem OP-Begleitprotokoll festgelegt. Diese Dokumentation gilt als verbindliche ärztliche Anordnung für die ausführende GKP. Bei Patienten, die postoperativ auf der ITS / im Überwachungs-Zimmer betreut werden, gelten die Anordnungen auf dem Tagesprotokoll Intensiv/ ÜZ. Dieses wird am OP-Tag durch den betreuenden

Verantwortlich	Dokument	Version	Freigabe	Gültig ab	Seite
Dr. Lange	QH-132-Schmerz-003	01.0	GF	29.06.09	1 von 3

Anlage 1a: Verfahrensanweisung Konzept Qualifizierte Schmerztherapie

(VA) Konzept Qualifizierte Schmerztherapie

Anästhesisten und in den Folgetagen durch den chirurgischen Assistenzarzt der bettenführenden Abteilung erstellt.

- Bei der systemischen Gabe von Opiaten (z. B. Dipidolor® s. c., i. m. oder i. v.) als Bedarfsmedikation auf der allgemeinen Station ist die Verfahrensanweisung „Opiattherapie" zu beachten.

Zuständigkeiten Ärztlicher Dienst

Anästhesie

Die Anästhesie ist zuständig und verantwortlich für die Schmerztherapie der Patienten im Aufwachraum sowie der operativen Patienten der interdisziplinären Intensivstation und für Patienten mit spezifischen anästhesiologischen Schmerztherapieverfahren. Außerdem ist die Anästhesie zuständig für konsiliarische Fragestellungen zur Schmerztherapie auf den allgemeinen Stationen.

- Die Überwachung der Therapie bei spezifischen anästhesiologischen Verfahren orientiert sich am täglich durch den Arzt der Anästhesieabteilung zu führenden Katheterprotokoll. In diesem Zusammenhang wird auch die tägliche lokale Wundkontrolle sowie die Untersuchung auf neurologische Komplikationen durch den Anästhesisten durchgeführt und auf dem Schmerztherapie-Überwachungsbogen dokumentiert.
- Bei einem Schmerzniveau über 3 in Ruhe unter laufender Regionalanästhesie wird zunächst zum Ausschluss operationsbedingter Komplikationen der zuständige Chirurg informiert. Das weitere Vorgehen (Katheterlagekontrolle, Anspritzen des Schmerzkatheters mit einem Lokalanästhetikum etc.) wird durch einen Arzt der Anästhesieabteilung durchgeführt.
- In der Regelarbeitszeit und im Spätdienst ist ein Anästhesist über die Telefonnummer des OP-Managements Tel.: 123 zu erreichen. Außerhalb der Regelarbeitszeit und am Wochenende ist primär der Bereitschaftsdienst der jeweiligen Fachabteilung zuständig, bei Unklarheiten oder Komplikationen ist der diensthabende Anästhesist im Rufdienst zu informieren.
- Die katheterspezifischen Aspekte der Schmerztherapie regelt ausschließlich der Anästhesist. Der Schmerzkatheter wird zu dem festgelegten Zeitpunkt vom Anästhesisten nach Rücksprache mit dem zuständigen Chirurgen / Internisten entfernt. Die nachfolgenden Kontrollen erfolgen ebenfalls durch die Anästhesieabteilung.

Chirurgie/ Gefäßchirurgie:

Der Chirurg ist zuständig und verantwortlich für die Schmerztherapie der Patienten seiner Fachabteilung auf den allgemeinen Stationen. Außerdem ist er zuständig für konsiliarische Fragestellungen zur Kausaltherapie von Schmerzerkrankungen aus dem operativen Fachgebiet.

- Das Schmerz-Stufenkonzept ist durch den Operateur auf dem immer zu erstellenden OP-Begleitprotokoll in Kooperation mit dem Anästhesisten festzulegen und richtet sich so weit möglich nach den erarbeiteten Standards.

Verantwortlich	Dokument	Version	Freigabe	Gültig ab	Seite
Dr. Lange	QH-132-Schmerz-003	01.0	GF	29.06.09	2 von 3

Anlage 1b: Verfahrensanweisung Konzept Qualifizierte Schmerztherapie

(VA) Konzept Qualifizierte Schmerztherapie

Diese Dokumentation gilt als verbindliche ärztliche Anordnung für die Ausführenden der Gesundheits- und Krankenpflege.

- Die Reduktion der Schmerzmedikation sollte maximal einmal am Tag erfolgen. Hierzu ist die ärztliche Frühvisite zu nutzen. Obligat ist dann die Erfassung des Schmerzniveaus und die Festlegung des Tageskonzepts für die Schmerztherapie.
- Die Reduktion der Schmerzmedikation hat grundsätzlich zunächst die Medikation mit Opioiden zu berücksichtigen. Erst hiernach sollte eine Reduktion der Basisanalgesie durchgeführt werden.

Innere Medizin/ Geriatrie:

Der Internist / Geriater ist zuständig und verantwortlich für die Schmerztherapie der Patienten seiner Fachabteilung sowohl auf den allgemeinen Stationen als auch auf der interdisziplinären Intensivstation oder dem Überwachungszimmer der Station 1B. Außerdem ist er zuständig für konsiliarische Fragestellungen zur Kausaltherapie von Schmerzerkrankungen aus dem konservativ/ internistischen Fachgebiet.

Zuständigkeiten Geschäftsführung

Die Geschäftsführung des Ev. Krankenhauses Hubertus ist zuständig und verantwortlich für die Sicherstellung der personellen und finanziellen Rahmenbedingungen.

5. Überprüfung:

- Mitarbeiterbefragung
- Patientenbefragung
- Überprüfung der Pflegedokumentation
- Sitzungsprotokolle der Projektgruppe „Qualifizierte Schmerztherapie"

6. Mitgeltende Unterlagen

- Therapiestandards der einzelnen Fachabteilungen
- VA zur Schmerzerfassung und –dokumentation
- Regelungen zur Basistherapie „operativer Bereich"
- Regelungen zur Basistherapie „konservativer Bereich"
- Fachübergreifende Regelungen zur nichtmedikamentösen Schmerztherapie
- VA Opiattherapie

Verantwortlich	Dokument	Version	Freigabe	Gültig ab	Seite
Dr. Lange	QH-132-Schmerz-003	01.0	GF	29.06.09	3 von 3

Anlage 1c: Verfahrensanweisung Konzept Qualifizierte Schmerztherapie

(VA) Schmerzerfassung und -dokumentation

1. Zielsetzung

- Patienten mit Schmerzproblemen rechtzeitig wahrnehmen
- Schmerzlokalisiation und –intensität systematisch und nachvollziehbar erfassen
- geeignete Maßnahmen einleiten, die die Schmerzprobleme beseitigen oder auf ein für den Patienten erträgliches Maß reduzieren

2. Grundsätzliches

Schmerzen beeinflussen die Lebensqualität erheblich. Der Umgang mit Schmerzproblemen ist für viele Patienten ein entscheidendes Kriterium zur Beurteilung des Behandlungserfolgs. Dabei hat sich der pflegerische und ärztliche Dienst nach der Selbsteinschätzung der Betroffenen zu richten – „Schmerz ist das, was der Betroffene über die Schmerzen mitteilt, sie sind vorhanden, wenn der Patient mit Schmerzen sagt, dass er Schmerzen hat" (McCaffery).
Adäquate Schmerzbekämpfung kann nur gelingen, wenn auf die jeweilige Person abgestimmte standardisierte Maßnahmen in interdisziplinärer Kooperation umgesetzt werden.Voraussetzung hierfür ist eine kontinuierliche und systematische Schmerzerfassung.

3. Mitgeltende Unterlagen

- Patientenakte
- Pflegeüberleitungsbogen
- Numerische Rating-Skala (NRS), BESD-Skala
- VA Schmerztherapie
- F, FB Überwachungsbogen postoperative Schmerztherapie
- LL Postoperative Schmerztherapie

4. Umsetzung des Schmerzmanagements

Jeder Patient, ggf. auch Angehörige, wird bei der stationären Aufnahme über das bestehende Schmerzmanagement informiert, über die Schmerzerfassung mittels NRS (BESD) aufgeklärt und erhält die Patientenbroschüre zum Schmerzmanagement.

4.1 Grundsätze in der Vorgehensweise der Schmerzeinschätzung

Bei jeden Patienten wird im Rahmen der ärztlichen Aufnahmeuntersuchung eine spezielle Schmerzanamnese durchgeführt und im Krankenblatt erfasst. Für mögliche Behandlungsstrategien können Informationen sowohl zu Schmerzqualität, -dauer, -verlaufsmuster als auch den zu verstärkenden oder lindernden Faktoren von großer Bedeutung sein.
Auf Grundlage dieser Informationen bespricht die verantwortliche Pflegefachkraft das weitere Vorgehen mit dem Patienten, insbesondere zur Schmerzerfassung und nimmt mittels der in Frage kommenden Skala (NRS / BESD) eine erste Einschätzung vor.

Verantwortlich	Dokument	Version	Freigabe	Gültig ab	Seite
Dr. Lange	QH-132-Schmerz-002	1	GF	29.06.2009	1 von 2

Anlage 2a: Verfahrensanweisung Schmerzerfassung und -dokumentation

(VA) Schmerzerfassung und -dokumentation

4.2 Häufigkeit

Die Schmerzen werden bei jedem Patienten mindestens einmal pro Schicht erfasst, nachts nur bei wachen Patienten.
Beobachtete oder vom Patienten geäußerte Veränderungen werden zeitnah dokumentiert. In den Fällen, in denen die Basismedikation nicht ausreichend ist, und dem jeweiligen Algorithmus entsprechend die Bedarfsmedikation gegeben wurde, wird nach 30 - 60 Minuten der Schmerzstatus erneut erfragt und dokumentiert.

4.3 Dokumentation

Die Schmerzanamnese wird vom aufnehmenden Arzt in der Krankengeschichte dokumentiert. Pflegerisch relevante Ergänzungen werden von der verantwortlichen Pflegefachkraft in der Pflegeanamnese vorgenommen. Veränderungen im Verlauf sind aus dem Pflegebericht sowie dem ärztlichen Verlaufsbericht ersichtlich.
Die mittels Schmerzskala (NRS/ BESD) erfassten Werte werden für Ruhe- und Belastungsschmerzen durch Schrägstrich getrennt mit Uhrzeit auf dem eingeschlagenen Teil des Kurvenblatts vermerkt (z.B. NRS 15:30 Uhr: 2/4).
Die Erfassung und Dokumentation von Schmerzen im Aufwachraum, in der Intensivstation, im Überwachungszimmer und in der ambulanten Station erfolgt mit den gleichen Skalen (NRS/ BESD) und erfogt nach den dort geltenden Richtlinien.

5. Qualifikation

für Schmerzerfassung und Dokumentation: Gesundheits- und Krankenpfleger/-in, Auszubildende für Gesundheits- und Krankenpflege nach Anleitung durch Gesundheits- und Krankenpfleger/-in

Verantwortlich	Dokument	Version	Freigabe	Gültig ab	Seite
Dr. Lange	QH-132-Schmerz-002	1	GF	29.06.2009	2 von 2

Anlage 2b: Verfahrensanweisung Schmerzerfassung und -dokumentation

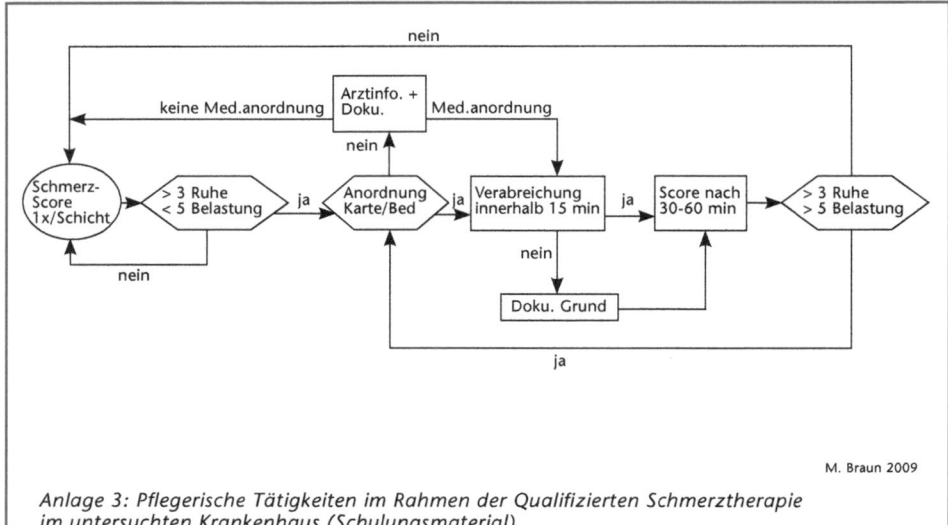

M. Braun 2009

Anlage 3: Pflegerische Tätigkeiten im Rahmen der Qualifizierten Schmerztherapie im untersuchten Krankenhaus (Schulungsmaterial)

		v1	v2	v3	v4	v5	v6	v7	v8	v9	v10
v1	Korrelationskoeffizient	1,000	,077	,447**	-,053	,250	,128	,265	,279	,013	,028
	Sig. (2-seitig)	.	,597	,003	,735	,093	,472	,063	,060	,943	,853
	N	50	50	42	43	46	34	50	46	34	47
v2	Korrelationskoeffizient	,077	1,000	,264	,557**	,280	,334	,582**	,285*	,039	,473**
	Sig. (2-seitig)	,597	.	,091	,000	,057	,054	,000	,050	,825	,001
	N	50	52	42	45	47	34	52	48	34	47
v3	Korrelationskoeffizient	,447**	,264	1,000	,304	,528**	,493**	,239	,244	,344	,426**
	Sig. (2-seitig)	,003	,091	.	,067	,001	,004	,127	,129	,054	,006
	N	42	42	42	37	39	33	42	40	32	40
v4	Korrelationskoeffizient	-,053	,557**	,304	1,000	,298	,263	,264	,201	,209	,270
	Sig. (2-seitig)	,735	,000	,067	.	,062	,160	,079	,207	,259	,087
	N	43	45	37	45	40	30	45	41	31	41
v5	Korrelationskoeffizient	,250	,280	,528**	,298	1,000	,453**	,475**	,270	,397*	,472**
	Sig. (2-seitig)	,093	,057	,001	,062	.	,008	,001	,073	,027	,001
	N	46	47	39	40	47	33	47	45	31	45
v6	Korrelationskoeffizient	,128	,334	,493**	,263	,453**	1,000	,370*	,246	,606**	,416*
	Sig. (2-seitig)	,472	,054	,004	,160	,008	.	,031	,167	,001	,014
	N	34	34	33	30	33	34	34	33	28	34
v7	Korrelationskoeffizient	,265	,582**	,239	,264	,475**	,370*	1,000	,268	,038	,304*
	Sig. (2-seitig)	,063	,000	,127	,079	,001	,031	.	,065	,829	,038
	N	50	52	42	45	47	34	52	48	34	47
v8	Korrelationskoeffizient	,279	,285*	,244	,201	,270	,246	,268	1,000	,501**	,207
	Sig. (2-seitig)	,060	,050	,129	,207	,073	,167	,065	.	,003	,177
	N	46	48	40	41	45	33	48	48	32	44
v9	Korrelationskoeffizient	,013	,039	,344	,209	,397*	,606**	,038	,501**	1,000	,335
	Sig. (2-seitig)	,943	,825	,054	,259	,027	,001	,829	,003	.	,066
	N	34	34	32	31	31	28	34	32	34	31
v10	Korrelationskoeffizient	,028	,473**	,426**	,270	,472**	,416*	,304*	,207	,335	1,000
	Sig. (2-seitig)	,853	,001	,006	,087	,001	,014	,038	,177	,066	.
	N	47	47	40	41	45	34	47	44	31	47

**. Die Korrelation ist auf dem 0,01 Niveau signifikant (zweiseitig).
*. Die Korrelation ist auf dem 0,05 Niveau signifikant (zweiseitig).

Anlage 4: Korrelationsmatrix

	v1	v2	v3	v4	v5	v6	v7	v8	v9	v10
v1	1,682	,061	-1,445	,005	1,153	,330	-1,128	-,719	,495	,879
v2	,061	2,440	,187	-,323	-,183	-,919	-,407	-1,337	1,325	-,388
v3	-1,445	,187	4,321	,423	-3,480	-1,319	2,698	-,478	,426	-1,616
v4	,005	-,323	,423	1,661	-,767	-,460	,192	-,712	,642	,053
v5	1,153	-,183	-3,480	-,767	5,669	1,031	-4,250	-1,053	-,248	2,363
v6	,330	-,919	-1,319	-,460	1,031	2,299	-,800	1,238	-1,648	,417
v7	-1,128	-,407	2,698	,192	-4,250	-,800	4,893	1,906	-,398	-2,737
v8	-,719	-1,337	-,478	-,712	-1,053	1,238	1,906	5,710	-2,997	-2,538
v9	,495	1,325	,426	,642	-,248	-1,648	-,398	-2,997	3,435	,388
v10	,879	-,388	-1,616	,053	2,363	,417	-2,737	-2,538	,388	3,845

Anlage 5: Inverse Korrelationsmatrix

	v1	v2	v3	v4	v5	v6	v7	v8	v9	v10
v1	,595	,015	-,199	,002	,121	,085	-,137	-,075	,086	,136
v2	,015	,410	,018	-,080	-,013	-,164	-,034	-,096	,158	-,041
v3	-,199	,018	,231	,059	-,142	-,133	,128	-,019	,029	-,097
v4	,002	-,080	,059	,602	-,081	-,120	,024	-,075	,113	,008
v5	,121	-,013	-,142	-,081	,176	,079	-,153	-,033	-,013	,108
v6	,085	-,164	-,133	-,120	,079	,435	-,071	,094	-,209	,047
v7	-,137	-,034	,128	,024	-,153	-,071	,204	,068	-,024	-,145
v8	-,075	-,096	-,019	-,075	-,033	,094	,068	,175	-,153	-,116
v9	,086	,158	,029	,113	-,013	-,209	-,024	-,153	,291	,029
v10	,136	-,041	-,097	,008	,108	,047	-,145	-,116	,029	,260

Anlage 6: Anti-Image-Kovarianz-Matrix

	v1	v2	v3	v4	v5	v6	v7	v8	v9	v10
v1	,249[a]	-,030	-,536	,003	-,374	-,168	,393	-,232	,206	-,346
v2	-,030	,728[a]	-,057	,160	-,049	-,388	-,118	,358	-,458	-,127
v3	-,536	-,057	,510[a]	,158	,703	,418	-,587	-,096	,111	,396
v4	,003	,160	,158	,760[a]	,250	,235	-,067	-,231	,269	-,021
v5	-,374	-,049	,703	,250	,498[a]	,286	-,807	,185	,056	,506
v6	-,168	-,388	,418	,235	,286	,443[a]	-,239	-,342	,586	,140
v7	,393	-,118	-,587	-,067	-,807	-,239	,404[a]	-,361	,097	-,631
v8	-,232	,358	-,096	-,231	,185	-,342	-,361	,592[a]	-,677	,542
v9	,206	-,458	,111	,269	,056	,586	,097	-,677	,448[a]	-,107
v10	-,346	-,127	,396	-,021	,506	,140	-,631	,542	-,107	,557[a]

a. MSA-Werte für die einzelnen Variablen

Anlage 7: Anti-Image-Korrelations-Matrix

Variable	Anfänglich	Extraktion
v1 BEGINN	,405	,032
v2 EINGEHEN	,590	,450
v3 WISSEN	,769	,465
v4 FREUNDLICH	,398	,265
v5 HILFREICH	,824	,521
v6 BERECHENB	,565	,205
v7 SELTEN	,796	,308
v8 ABSTIMMEN	,825	,560
v9 ANTWORT	,709	,189
v10 HILFE	,740	,505

Anlage 8: Kommunalitäten